AF396357

Dᴿ A. DETCHEFF

DU TRAITEMENT

DE LA

CHORÉE DE SYDENHAM

PAR

LE CACODYLATE DE SOUDE

(ÉTUDE CLINIQUE)

LYON

A. REY IMPRIMEUR-ÉDITEUR DE L'UNIVERSITE

4, RUE GENTIL, 4

1901

DU TRAITEMENT

DE LA

CHORÉE DE SYDENHAM

PAR LE

CACODYLATE DE SOUDE

— ÉTUDE CLINIQUE —

DU TRAITEMENT

DE LA

CHORÉE DE SYDENHAM

PAR

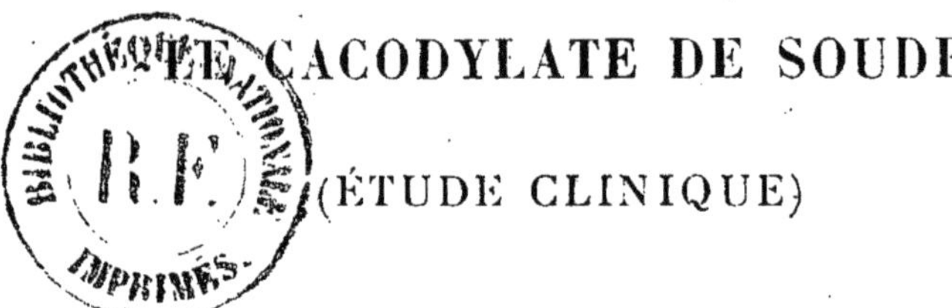CACODYLATE DE SOUDE

(ÉTUDE CLINIQUE)

PAR

Le Dr A. DETCHEFF

LYON

A. REY IMPRIMEUR-ÉDITEUR DE L'UNIVERSITÉ

4, RUE GENTIL, 4

1901

AVANT-PROPOS

Arrivé au terme de nos études, nous avons un devoir bien agréable à remplir, celui de remercier tous nos maîtres de la Faculté et des Hôpitaux de Lyon qui, par leur enseignement doctrinal et clinique ont contribué à former notre éducation médicale.

Nous avons contracté une dette particulière de reconnaissance envers M. le professeur agrégé Lannois : après nous avoir confié le sujet de cette thèse, ce maître distingué nous a accueilli dans son service avec une rare bienveillance et nous a guidé par ses conseils éclairés. Nous n'oublierons pas le temps passé dans son service : les belles leçons cliniques, les causeries au lit du malade nous ont été d'un grand profit. Nous sommes heureux de pouvoir ici lui témoigner notre vive sympathie et notre reconnaissance.

Nous adressons à M. le Dr Garand (de Saint-Etienne) nos plus sincères remerciements ; par ses avis autorisés, il nous a encouragé dans notre travail, et nous devons à son amabilité de précieuses observations.

Nous sommes reconnaissant à MM. les Drs Weill, Audry, Rabot, médecins des hôpitaux, pour la bonté avec laquelle il nous ont reçu dans leur service et ont mis leurs malades à notre disposition.

A l'obligeance de M. le professeur agrégé Roque nous devons une belle observation; qu'il reçoive tous nos remerciements.

M. le professeur Teissier nous fait le grand honneur d'accepter la présidence de notre thèse; nous l'en remercions et le prions d'agréer l'expression de notre profonde et respectueuse gratitude.

Nous ne saurions oublier nos premiers maîtres de la Faculté de Nancy : ils nous ont appris les premières notions de médecine. Nous leur conservons un affectueux souvenir.

Nos amis, MM. Cousin et Vieillard, externes des hôpitaux, nous ont été utiles dans maintes circonstances. Qu'ils soient remerciés ici.

DU TRAITEMENT

DE LA

CHORÉE DE SYDENHAM

PAR LE

CACODYLATE DE SOUDE

— ÉTUDE CLINIQUE —

INTRODUCTION

> « Un remède spécifique qui guérirait
> d'une manière empirique tous les sujets
> atteints de chorée est une chimère. »
> BOUTEILLE [1].
> « Pas plus pour la chorée que pour
> les autres névroses il n'existe pas de
> remède constant, absolu. spécifique. »
> BOUVIER [2].

Quelle que soit l'idée qu'on se fasse aujourd'hui sur la nature intime, sur l'essence même de la chorée de Sydenham, quel que soit le vague et l'inconnu qui existe encore à cet égard, il n'est plus permis de douter que la chorée des enfants ne soit une névrose d'origine

---

[1] Bouteille, *Traité de la chorée ou danse de Saint-Guy*, Paris, 1810.

[2] Voir Gouel, *de la Chorée* (thèse de Paris, 1867).

toxique. M. Lannois, après avoir critiqué toutes les théories pathogéniques de la chorée, les trouvant insuffisantes, s'arrête à la théorie d'*intoxication*, qu'il considère comme la plus rationnelle à l'heure actuelle.

« C'est la *théorie toxique*, dit-il, qui nous paraît le mieux répondre à la réalité des faits et à leur généralité : lorsque les toxines d'origine infectieuse, extérieures, pourrait-on dire, font défaut, c'est à une auto-intoxication que l'on a affaire. Il en est ainsi dans la chorée de la grossesse, qui a longtemps passé pour le type le plus net de la chorée reflexe (Axenfeld) et dans laquelle l'intoxication se fait en partie par les produits de déchet du fœtus que la mère doit résorber et éliminer. Les émotions vives, les frayeurs que l'on trouve si souvent comme étiologie, déterminent des modifications brusques du chimisme général et des troubles vaso-moteurs intenses, qui expliquent suffisamment des résorptions massives des produits toxiques. L'auto-intoxication ne se comprend pas moins facilement avec les troubles de la nutrition qui accompagnent une croissance corporelle trop hâtive, l'époque de la puberté, la lactation, etc. Mais il va de soi que ces intoxications diverses n'agiront que sur des neurones moteurs préparés par l'hérédité, l'arthritisme (Charcot), l'évolution ou la dégénérescence (Joffroy), de sorte que l'on peut répéter, une fois de plus, que la chorée est la réaction particulière d'un système nerveux moteur dégénéré ou en évolution, contre une *intoxication* [1]. »

---

[1] M. Lannois, *Traitement des chorées arythmiques* in *Traité de thérapeutique appliquée*, d'Alb. Robin, fasc. XV.

Et comme toutes les névroses, c'est une maladie à formes nombreuses, variées, à allure protéiforme qui se prête difficilement à la thérapeutique.

« S'il est des maladies, dit le Dr Brochin[1], en présence desquelles le médecin se trouve placé entre l'embarras du choix et le doute sur l'efficacité des moyens à employer, ce sont, à coup sûr, les maladies nerveuses... L'empirisme nous a livré une multitude de moyens et d'agents. Mais leur nombre et leurs variétés même témoignent assez de leur insuffisance ; et jamais on n'a dit plus vrai, qu'en thérapeutique une richesse apparente cache souvent une indigence réelle. »

« Le traitement des névroses, ajoute le Dr Simon[2], est la pierre d'achoppement de la thérapeutique. » Et Bouteille, parlant de la danse de Saint-Guy, avait déjà dit : « Son traitement est problématique. »

On a imaginé et employé contre la chorée un grand nombre de traitements ; leur énumération seule est déjà très longue : on a commencé par la saignée et les purgatifs, passé par presque toute la thérapeutique du système nerveux, pour s'arrêter aujourd'hui à quelques médicaments plus ou moins efficaces. Nous ne passerons pas en revue ces différents traitements : les uns sont tombés depuis longtemps dans un juste oubli, devenus inutiles ; d'autres sont restés peu employés.

[1] Dechambre, *Dict. encyclop. des Sciences méd.*, art. Maladies nerveuses, par Brochin.

[2] Jaccoud, *Dict. des Sciences médic.*, Art. Chorée, par J. Simon.

[3] Bouteille, *loco citato*.

Leur historique et leur critique a été déjà faite plusieurs fois et il est inutile d'y revenir. De tous les médicaments qui se partagent encore aujourd'hui la faveur des praticiens, deux seuls semblent tenir toute la thérapeutique de la chorée. C'est l'antipyrine et l'arsenic; mais l'arsenic, croyons-nous, est supérieur à l'antipyrine : « De tous les médicaments de la chorée, dit le Dr Comby, les deux médicaments reconnus à l'heure actuelle comme les plus efficaces sont l'antipyrine et l'arsenic; mais l'arsenic guérit la chorée plus promptement que l'antipyrine[1]. »

Et plus loin : « Jusqu'à présent je n'ai pas trouvé de chorées rebelles à l'arsenic, tandis que j'en ai signalé quelques-unes réfractaires à l'antipyrine[2].

La démonstration de ce fait a été donnée dans la thèse du Dr Cougnot[3]. Aussi pensons-nous, avec la plupart des auteurs les plus compétents, avec Marfan, Comby, Lannois, etc., que l'arsenic est, à l'heure actuelle, un des meilleurs traitements de la chorée.

Mais, si la plupart des auteurs sont unanimes pour reconnaître les bons effets de l'arsenic dans la chorée, tous déplorent les inconvénients et même les dangers de cette médication. M. Lannois[4] dit avoir été obligé de renoncer aux doses élevées.

Le Dr Lévy, qui a fait une étude complète et critique

---

[1] Comby, *Archives de médecine des enfants*, 1899.

[2] Comby, *loc. cit.*

[3] Cougnot, *Contribution à l'étude du traitement de la chorée par l'arsenic à hautes doses* (thèse Paris, 1895).

[4] In *Thérap.* d'Alb. Robin, fasc. XV.

sur la médication arsenicale dans la chorée, résume en
ces termes la question :

« En somme, dit-il, à l'heure actuelle la question est
la suivante : la médication arsenicale est la meilleure
contre la chorée, mais la difficulté de son application
en rend l'usage restreint aux seuls cas où l'antipyrine
a échoué[1].

M. le professeur agrégé Weill, qui a essayé dans son
service, pendant deux années consécutives, la méthode
de Comby (l'arsenic à haute dose) dans le traitement de
la chorée, a dû à la fin y renoncer à cause de ses grands
inconvénients. Pour remédier à ses dangers, il eut l'idée
de lui substituer une autre méthode ; il administre
l'arsenic associé aux corps gras, combinaison inoffen-
sive.

Après avoir expérimenté ce mélange dans son service pendant une année, il a publié la statistique de ses
résultats dans la thèse de son élève Lévy[2] ; il y préconise cette méthode comme supérieure aux autres, au
point de vue surtout de son innocuité. Nous n'avons
pas ici l'intention de juger la valeur de cette nouvelle
méthode. Nous pouvons dire cependant qu'elle présente
déjà un progrès considérable de la médication arsenicale, car elle permet de manier l'arsenic avec moins de
danger. Les observations de Lévy en font foi.

Nous ne nous proposons pas de faire une étude complète et critique de la médication arsenicale dans la

---

[1] Lévy (L.), *du Traitement de la chorée de Sydenham par
l'arsenic associé aux corps gras* (thèse de Lyon, 1899).

[2] Lévy, *loc. cit.*

chorée; cette étude a déjà été faite par Lévy. Nous nous bornons simplement, **dans ce travail**, à mettre en parallèle les résultats cliniques obtenus par les diverses méthodes arsenicales et la médication cacodylique, pensant montrer la supériorité de cette dernière au point de vue de sa tolérance et de son innocuité complète.

La médication cacodylique a pris dans ces derniers temps une extension considérable; on l'a employée et avec succès, dans un grand nombre de maladies (phtisie pulmonaire, anémie, leucémie, maladie de Basedow, etc). Beaucoup d'auteurs l'ont étudiée et plusieurs publications ont été faites sur cette question. Mais jusqu'à ces derniers temps on n'avait pas signalé son application dans le traitement de la chorée.

Partant d'une idée théorique mais rationnelle, et cherchant toujours à remédier aux inconvénients de l'arsenic sous sa forme thérapeuthique usuelle, on a été amené à essayer le cacodylate de soude, préparation arsenicale, dans la chorée. La clinique a justifié l'idée théorique; on a obtenu des résultats satisfaisants. C'est à MM. Garand et Belbèze[1] (de Saint-Étienne) que revient le mérite d'avoir eu les premiers l'idée de traiter la chorée de Sydenham par le cacodylate de soude.

Notre maître, M. le professeur agrégé Lannois, dès le mois de septembre 1900, a institué ce traitement chez les choréiques, dans son service des maladies nerveuses à l'Antiquaille. Il a eu des résultats très heureux. D'autres médecins l'ont aussi employé et tous vantent les bons effets de ce médicament dans la chorée.

---

[1] *Loire médicale*, mars 1900.

Les cas heureux publiés par MM. Garand et Belbèze [1], Benoist [2], les succès obtenus par M. Lannois, nous ont encouragé dans l'idée d'étudier ce médicament dans la chorée et d'en faire le sujet de notre thèse. M. le Dr Lannois, en nous confiant le sujet de ce travail, nous a conseillé de faire quelques essais thérapeutiques personnels, en suivant un certain nombre de malades, pour pouvoir juger le médicament sur une plus grande échelle. Nous avons trouvé très peu de petits malades atteints de chorée, dans les différents services d'enfants, pour les soumettre à notre traitement. Mais nous avons la satisfaction d'en avoir suivi et guéri quelques-uns. Le temps nous manque, malheureusement, pour continuer nos essais. Nous avons fait une étude purement clinique de la question.

Nous admettons volontiers que les cas que nous rapportons ne sont pas suffisants pour juger définitivement le médicament et pour entraîner toutes les convictions ; mais au moins pourra-t-on se faire une idée de l'efficacité de ce traitement dans la chorée et surtout, point capital, de son innocuité complète. Nos intentions sont modestes : nous voulons montrer que la médication que nous proposons dans la chorée est rationnelle ; que les faits cliniques que nous relatons nous sont favorables, et qu'au point de vue de la tolérance et de l'innocuité de la médication, elle est bien supérieure à la médication arsénicale usuelle.

Nous savons très bien que nous sommes incom-

[1] *Loc. cit.*
[2] Benoist, thèse de Paris, 1900.

plet sur bien des points; que, faute de temps, nous ne faisons qu'aborder la question ; mais notre but sera atteint et nous serons satisfait, si ce modeste travail contribue à attirer l'attention des médecins sur ce médicament inoffensif et précieux dans le traitement de la chorée.

Nous nous proposons de suivre le plan suivant : d'abord nous faisons l'historique du traitement arsenical dans la chorée; cet historique, forcément, ne sera pas complet : nous montrerons seulement les points saillants dans l'histoire de l'arsenic dans la chorée, insistant surtout sur les travaux français. Après, nous rappelons rapidement l'histoire de l'acide cacodylique. Tout ce qui concerne la chimie de l'acide cacodylique, nous le passons sous silence : cette étude, déjà faite par d'autres, sortirait du cadre clinique de notre sujet. Mais nous tenons à dire quelques mots sur la physiologie de l'arsenic et de l'acide cacodylique, pour montrer l'incertitude dans laquelle on se trouve encore aujourd'hui sur le mode d'action de ce médicament. Ensuite, nous exposons la question du meilleur emploi du cacodylate de soude; nous montrons ses avantages dans la chorée et ses inconvénients d'une façon générale. Dans un dernier chapitre, nous passons en revue la médication arsénicale et cacodylique dans la chorée, comparons les résultats cliniques obtenus par les deux méthodes, et essayons de montrer la supériorité du médicament que nous préconisons. Enfin, nous faisons suivre nos observations, en parallèle avec quelques-unes dues à la médication arsénicale et suivies d'intoxications.

CHAPITRE PREMIER

HISTORIQUE DE LA MÉDICATION ARSENICALE DANS LA CHORÉE. LE TRAITEMENT CACODYLIQUE

L'emploi de l'arsenic dans le traitement de la chorée ne remonte pas à une date très ancienne.

D'après Aran qui, le premier en France, a mis ce médicament en honneur, c'est Alexandér qui, à la fin du siècle dernier, l'a employé pour la première fois dans un cas de chorée épileptiforme. Un peu plus tard, en 1806, l'arsenic fut employé dans la même affection par Girdlestone.

Bouteille, dans son célèbre *Traité de la chorée ou danse de Saint-Guy* (Paris, 1810), passant en revue les différents traitements en usage de son temps, ne parle pas de l'arsenic. Il faut donc arriver aux faits relatés en 1813 par le Dr Thomas Martin dans les *Transactions médico-chirurgicales de Londres*, pour trouver des faits positifs et une indication certaine de ce médicament. Quelques années après, en 1819, le Dr Lalter publie dans le même recueil deux observations de chorée guérie rapidement au moyen de IX à XXX gouttes de liqueur de Fowler (on the use of arsenic in the cure of chorea. — *Lond. med. chir. transac.*, t. X. p. 218).

A la suite de ces publications, l'attention est éveillée sur ce nouveau médicament et bientôt d'autres observations paraissent : celles de Basedow, Venus, Steinthal en Allemagne ; de Grégory, Pereira en Angleterre. Grâce à ces différents travaux et surtout après la publication des cas détaillés de Henoch et de Romberg[1], la connaissance de l'efficacité de l'arsenic et son emploi dans le traitement de la chorée se généralise parmi les médecins de ces deux pays. Dans son fameux *Traité de maladies nerveuses*[2], Romberg s'exprime ainsi : « De tous les moyens reconnus contre la chorée ceux-là seuls sont dignes de notre confiance qui peuvent arrêter en peu de temps la maladie, lors même qu'elle est le plus invétérée. Parmi ces moyens-là, celui qui, d'après mes recherches, occupe le premier rang, c'est l'arsenic. »

Bientôt ce nouveau mode de traitement s'étend de plus en plus dans les autres pays ; ainsi Holmann dans les Pays-Bas, publie quelques cas favorables. Begbie[3], Babington, en Amérique, rapportent des observations semblales. Rees[4] de New-York dit avoir traité avec succès plus de 200 cas de chorée chez les adultes, et prétend « qu'à l'aide de la liqueur de Fowler il a trouvé un agent qui guérit aussi sûrement la danse de Saint-Guy, que le sulfate de quinine guérit la fièvre intermittente,

[1] *Klinische Ergebnisse*, Berlin, 1846, et *Klinische Wharn und Beobacht*, 1851.

[2] Romberg, *Lehrb. d. Nerven Krank d. Menschen*, t. I, p. 175, 1856.

[3] *Bulletin de thérap.*, 1859, t. LXIII.

[4] Traité de la chorée par l'arsenic *(Boston journal, Presse médicale Belge*, 1858, et *Union médicale*, 1857, t. IV.

et que la durée du traitement n'est que de deux à six semaines ».

En France, Guersant père est le premier médecin qui a employé l'arsenic dans le traitement de la chorée.

Il publie, dans la *Gazette médicale* de 1848, un cas de chorée grave guéri en quelques jours par l'arséniate de soude. L'année suivante on lit dans le même journal une observation très remarquable de Dieudonecé : « Un enfant de neuf ans, traité d'abord sans succès par les purgatifs, puis par des poudres antispasmodiques composées d'oxyde de zinc, d'extrait de jusquiame et de valériane, est guéri en peu de temps à l'aide de la liqueur de Fowler. » Mais, malgré de si beaux résultats, dus à la médication arsénicale, les médecins français continuent à négliger ce traitement. Ce fut Aran qui, le premier, a attiré l'attention des médecins d'une manière toute particulière sur cette médication, qui a insisté sur ses bienfaits et son efficacité dans la chorée, et systématisé, pour ainsi dire, son emploi.

En 1856[1], il publie son premier cas de chorée unilatérale chez un jeune homme de vingt-deux ans, datant de plusieurs années et guéri très rapidement par l'administration de l'acide arsénieux.

En 1859[2], il publie quatre nouveaux faits de chorée chez des adultes guéris en peu de temps par l'acide arsénieux. Il résume ainsi son opinion dans le *Bulletin de thérapeutique*: « La médication arsenicale est d'une efficacité incontestable dans un certain nombre des cas

---

[1] In *Bulletin de thérapeutique*, 1856.
[2] *Bulletin de thérapeutique* et *Union médicale*, 1859.

de chorée ; elle paraît surtout applicable aux cas rebelles et opiniâtres, aux formes anormales de cette maladie. Rien ne prouve qu'elle ne puisse être appliquée avec avantage au traitement des chorées simples et récentes. Employée avec modération et prudence, elle n'expose à aucun accident sérieux ; la guérison, lorsqu'elle a lieu, est obtenue, en général, dans un temps très court ; c'est donc un des médicaments les plus remarquables de la chorée. »

Mais l'enthousiasme d'Aran ne fut pas partagé par tous les auteurs français, même très compétents en cette matière à cette époque, et la médication arsenicale est restée peu employée. Ainsi Germain Sée, dans son remarquable travail sur la chorée présenté à l'Académie de médecine en 1858[1], non seulement se montre peu enthousiaste pour cette médication, mais est même complètement hostile à ce traitement, dont l'utilité lui paraît très contestable et même nuisible : « Le seul mérite de ce poison, dit-il, semble consister dans la difficulté ou le danger de son application. »

« Un jugement si sévère, dit Pomel[2], semble être plutôt l'expression d'idées théoriques que le résultat d'observations cliniques. » Du reste, quelques années après, Germain Sée a modifié ses idées à l'égard de l'arsenic dans la chorée[3]. Mais l'autorité de Germain Sée en

---

[1] *De la Chorée et des affections nerveuses en général dans leur rapport avec les diathèses et principalement avec le rhumatisme*, Paris 1858.

[2] Pomel, thèse Paris, 1879.

[3] Voir Tapie, thèse de Paris, 1874. « Chorée, ses divers modes de traitement. »

cette matière a été très grande et, à la suite de son mémoire, l'emploi de l'arsenic dans la chorée reste limité entre les mains de quelques rares médecins. Cependant d'autres auteurs, moins effrayés que le professeur G. Sée des dangers de cette médication dans la chorée, continuent à l'expérimenter et à en tirer des avantages. Ainsi, dans les Annales de Rowliers de 1860, nous trouvons un article de Stone intitulé : « *De la valeur comparée du sulfate de zinc, de fer, et de l'arsenic dans le traitement de la chorée.* » Parmi ces trois médications, l'auteur trouve que l'arsenic est le plus efficace et agit le plus rapidement ; l'auteur fait observer en outre que les cas soumis à la liqueur de Fowler étaient les plus graves.

La même année, le Dr Long, qui avait eu l'occasion d'observer plusieurs cas de chorée dans les services de MM. Bouchut et Bergeron, prend pour sujet de sa thèse inaugurale : *Valeur comparative de la médication stibiée et de la médication arsenicale dans le traitement de la chorée.* Sur 12 cas traités par l'émétique, il a observé 6 guérisons et 5 insuccès complets, tandis que sur 11 cas où il a employé l'arsenic, il en a obtenu 11 guérisons, sans aucun trouble gastro-intestinal.

En même temps paraît la thèse du Dr Gellé, interne de Gillette, intitulée : *de la Valeur de la médication arsenicale dans la chorée.* On y trouve des détails très intéressants : M. Gellé a vu traiter par son maître 34 cas de chorée par l'arsenic ; il a noté 24 guérisons.

Gillette employait la liqueur de Fowler, l'acide arsénieux lui paraissait trop irritant.

Vers la même époque à peu près, l'arsenic est recommandé en injections hypodermiques, en Angleterre par les Drs Radcliffe et Lewis Smith, par Eulenbourg en Allemagne, par Perroud en France[1]. Séguin en Amérique, Ziemssen en Allemagne, sont des partisans convaincus de la médication arsénicale intensive dans la chorée ; ce dernier n'aime guère les injections hypodermiques.

Tous ces auteurs sont unanimes à reconnaître l'efficacité de ce traitement et l'innocuité de son emploi.

Cependant son usage s'est très peu répandu. Les auteurs classiques le citaient dans leurs ouvrages sans lui donner trop d'importance.

C'est ainsi que Trousseau, Grisolle, etc., mentionnent ce traitement comme ayant donné de bons résultats, mais ne s'en servent pas. Le professeur Jaccoud, dans ses cliniques de 1872 à Lariboisière, passe en revue les différentes médications de la chorée et donne la préférence au chloral, mais fait éloge de l'arsenic ; il dit que ce remède a fait depuis longtemps ses preuves (Pomel).

En 1876, paraît la thèse du Dr Hubert Guérin : *Contribution à l'étude de la chorée ;* dans ce travail, l'auteur passant en revue les divers traitements de la chorée, s'arrête à l'arsenic ; il trouve que Gillette était trop prudent en prescrivant de faibles doses (2 à 3 milligrammes) et rapporte l'opinion d'Archambault qui emploie des doses progressivement élevées (jusqu'à 20 milligrammes) sans produire aucun accident ; il dit que, d'après ce médecin distingué, la médication arse-

---

[1] Voir H. Guérin, thèse de Lyon, 1879.

nicale serait la plus sûre et la plus constante dans la chorée.

La même année, le *Journal de médecine et de chirurgie pratique* publie deux observations de chorée guéries par le Dr Siredey, à l'aide de liqueur de Boudin. Quelques années après, il revient de nouveau sur cette question et fait paraître la thèse de son élève Pomel[1] dans laquelle il publie la statistique des cas qu'il a soignés et guéris avec cette médication. C'est à partir de ce moment que la médication arsenicale, sous forme de liqueur de Boudin, est bien étudiée, bien régularisée. M. Siredey préconise l'arsenic à hautes doses, jusqu'à production des phénomènes d'intolérance. Ainsi, grâce aux travaux de ce dernier auteur, l'arsenic est de nouveau remis en honneur en France. Il est employé sous ses diverses formes par les différents auteurs : sous formes de liqueur de Fowler en solution ou en injections sous-cutanées, par quelques médecins français (Perroud, de Lyon, etc.) et surtout par les auteurs étrangers (Wederhofe, Ziemssen, Séguin); par d'autres sous forme d'arséniate de soude (Eulenbourg, L. Smith, Bouchut[2]); enfin sous forme de liqueur de Boudin, préconisée par Siredey et par les auteurs français contemporains (Marfan, Comby).

Depuis ont paru plusieurs travaux sur cette question.

Nous citerons les faits rapportés par Bron de Lau-

---

[1] Pomel, *de la médication arsénicale dans le traitement de la chorée* (thèse de Paris, 1879).

[2] Bouchut, *Cliniques de l'hôpital des enfants malades*, 1879.

nières [1] (1880), élève de M. Bouchut ; les observations de Pigelet [2] (1886) et de Corning (1888), qui tous confirment les résultats obtenus par F. Siredey.

Mais c'est vers cette époque que paraissent les premiers essais sur l'antipyrine dans le traitement de la chorée ; alors ce médicament devient l'objet de toutes les recherches et bientôt prend une telle importance que l'arsenic semble se placer au second plan et même tomber complètement dans l'oubli.

Mais les auteurs contemporains français qui font autorité en matière de pédiatrie l'ont tiré de l'oubli et l'ont remis de nouveau en honneur.

C'est tout récemment que le Dr Marfan étudia à nouveau, dans le service de M. le professeur Grancher, les effets de la médication arsénicale par la méthode de F. Siredey, et fit paraître les résultats dans la thèse du Dr Cougnot [3]. La même année M. le Dr Comby fit publier ses résultats sur l'antipyrine dans la thèse de Hubrecht [4]. Dès cette époque, l'année suivante, 1896, le Dr Comby substitue l'arsenic à l'antipyrine. Il essaie ce médicament dans la chorée et, après une expérience de quelques années, il conclut à l'efficacité de ce traitement. Sous son inspiration, en 1898, paraît la thèse de son élève le D[r] del Pozo [5], dans laquelle l'auteur, après avoir montré la supériorité de l'arsenic à l'égard de l'antipyrine,

---

[1] Thèse de Paris.
[2] Thèse de Paris.
[3] Cougnot, thèse de Paris, 1895.
[4] Hubrecht, thèse Paris, 1895.
[5] Del Pozo, *du Traitement de la chorée de Sydenham par l'arsenic à hautes doses* (thèse Paris, 1898).

préconise tout particulièrement la méthode de Siredey (l'arsenic à hautes doses), avec la légère modification qu'a apportée le D'' Comby à cette méthode. Dans ce travail, qui est le plus complet et le plus récent sur la question, l'auteur pose les indications et systématise pour ainsi dire la médication arsénicale intensive (méthode Comby) dans la chorée.

M. le D'' Weill, après avoir essayé pendant deux années la méthode de Comby dans son service, et en avoir observé les inconvénients, se basant sur les expériences de Chapuis[1], a eu l'idée de substituer le beurre arsenical (l'arsenic associé aux corps gras), à la liqueur de Boudin à hautes doses. Dans la thèse du D'' Lévy, M. Weill, avec des faits cliniques très concluants, démontre les avantages de cette méthode et systématise son emploi.

La médication cacodylique dans la chorée n'a pas d'histoire : elle est toute récente.

Nous allons rapidement rappeler les faits : Au mois de mars 1900, MM. Garand, médecin des hôpitaux et son interne, Belbèze (de Saint-Étienne), publient dans la *Loire médicale*, trois cas de chorée chez des enfants traités et guéris en très peu de temps par les injections rectales du cacodylate de soude, sans aucun phénomène d'intolérance médicamenteuse. Quelques mois après, M. Benoist[2], dans sa thèse inaugurale, relate un cas de chorée intense guérie par les injections sous-cutanées de cacodylate de soude.

[1] Chapuis, Thèse de Lyon, 1879.
[2] Benoist, *la Médication cacodylique appliquée à la médecine infantile* (thèse de Paris, juillet 1900).

A pèu près à la même époque, M. Lannois, institue ce traitement chez les choréiques de son service. Il obtient d'assez bons résultats dans cinq cas qu'il avait traités. Il communique à ce propos une note à la Société de médecine de Lyon, le 15 décembre 1900. Pendant ce temps, d'autres médecins ont aussi employé la médication cacodylique dans la chorée. M. le professeur Renaut[1], MM. les Drs Roque, Weill (de Lyon). Sur les conseils de M. le Dr Lannois, nous avons essayé ce traitement chez quelques petits malades dans son service et dans d'autres services d'enfants. C'est les résultats de nos propres observations et ceux des auteurs cités, publiés ou non, que nous rapportons dans ce modeste travail.

Avant de finir cet historique, rappelons que nous avons trouvé mentionnés dans la littérature médicale encore deux cas de chorée traités et guéris par le cacodylate. L'un est celui de M. Grasset (de Montpellier), l'autre de M. Rocaz (de Bordeaux). Nous n'avons pas pu nous procurer ces deux observations.

[1] Charasse, thèse de Lyon, 1900.

CHAPITRE II

HISTORIQUE DE L'ACIDE CACODYLIQUE

L'acide cacodylique est un composé arsenical dans lequel l'arsenic se trouve en combinaison organique. Son emploi en thérapeutique est tout récent, mais sa découverte est déjà ancienne. Découvert en 1760, par le chimiste Cadet, le cacodyle fut étudié en 1842 par Bunsen, qui a déterminé la nature exacte de cette substance chimique. Cahours et Riche l'ont de nouveau étudié et précisé sa constitution chimique. Après ces auteurs, Rabuteau a fait des recherches toxicologiques importantes sur l'acide cacodylique et, en 1882, il communique les résultats de ses expériences à la Société de biologie. L'acide cacodylique est une substance riche en arsenic ; il renferme 54,3 pour 100 d'arsenic minéral, alors que l'arséniate de soude en contient 24 pour 100 et l'acide arsénieux 72 pour 100 ; de sorte que 10 centigrammes d'acide cacodylique correspond à 7,24 de liqueur de Fowler (CLXV gouttes), et à 22 centigrammes d'arséniate de soude. Mais malgré cette richesse en arsenic, cet acide est très peu toxique ; cela tient à ce que l'arsenic s'y trouve à l'état organique, latent, qui lui fait perdre toutes ses propriétés toxiques et caustiques.

L'acide cacodylique a été déjà employé en Allemagne par Schmidt, Karshner, V. Renz ; les premiers auteurs le regardèrent comme privé de toute activité. V. Renz l'a essayé également chez plusieurs malades, mais probablement à l'état impur et mélangé de cacodyle ou d'acide arsénieux, puisqu'il a constaté chez les sujets soumis à ce médicament de l'intolérance, et il l'abandonna à cause de ces inconvénients.

Dans le *Manuel de toxicologie* de Dragendorff (traduction française de L. Gautier, édition 1886, p. 503, annotation n° 4) nous lisons : « Jochheïn (de Darmstadt) a introduit dans la thérapeutique l'usage de l'acide cacodylique, dont on peut ingérer par jour 20 à 25 centigrammes sans inconvénient. L'usage continué pendant quelque temps amène cependant, suivant Renz, des accidents. » *(Deutsch. Archiv. f. klin. Med.*, II, p. 235. Voy. Chomse, *De ratione qua se habeant oxydum atque acidum kakodylicum in organismo animalium disquisitiones*, dissert. Dorpat, 1857. Lebahu. *Ueber die Wirk. der Cacodylsaüre*, Rostock, 1868 et Schulz, *Arch. f. Exper.-Pathol. u. Pharm.*, t. II, p. 131.)

Mais on peut dire que c'est au professeur Armand Gautier (de Paris) que revient l'honneur d'avoir réellement introduit en thérapeutique l'acide cacodylique. Après lui, ce médicament a été étudié au point de vue clinique par Danlos (de Paris), Renaut, Lannois (de Lyon), Rille (de Vienne), Garand (de Saint-Étienne), Grasset (de Montpellier), Rocaz (de Bordeaux) et par bien d'autres auteurs.

CHAPITRE III

ACTION PHYSIOLOGIQUE DE L'ARSENIC ET DE L'ACIDE CACODYLIQUE

Nous savons déjà que l'acide cacodylique contient de l'arsenic à l'état organique. Ceci nous explique sa faible toxicité et le fait qu'il est si facilement supporté par l'économie, alors qu'avec les autres préparations arsenicales on arrive vite à l'intolérance.

D'où vient cette différence entre l'arsenic minéral et l'arsenic organique?

Dès 1875, MM. Gautier et Scolosuboff ont constaté que l'arsenic, injecté à des animaux à doses élevées mais non toxiques, se localise dans les centres nerveux pour être éliminé par le foie, l'intestin et les bronches.

Pour le Dr Chapuis, c'est surtout dans le foie que l'arsenic se fixe le plus. Plus récemment, en 1889, MM. Brouardel et Pouchet ont signalé la localisation de l'arsenic dans les os, surtout dans le tissu spongieux, alors qu'on ne le retrouve plus dans les autres organes, pas même dans le foie. D'après M. Gautier, l'arsenic se substituerait partiellement au phosphore des lécithines et nucléines phosphorées, dans les éléments nerveux, dans les globules blancs et, en général, dans le noyau de toutes les cellules. On sait actuellement que la partie essentielle du noyau des cellules est formée de nucléines et que le système nerveux est riche en phosphore organique ; or, l'arsenic se porterait vers les centres nerveux pour s'y substituer au phosphore.

Les expériences si intéressantes de M. Besredka [1] ont établi qu'avant d'arriver aux éléments nerveux, l'arsenic subirait une modification importante. Il a montré que l'arsenic minéral soluble ou insoluble, introduit sous la peau ou dans le péritoine d'un animal, est d'abord absorbé par les leucocytes ; là il subit une transformation spéciale sous l'influence des nucléines contenues dans les globules blancs, qui le transportent ensuite vers les centres nerveux où il se localise. M. Besredka a en outre vu qu'en injectant une dose non toxique d'arsenic à un cobaye, il se produit une hyperleucocytose considérable, tandis que des doses toxiques déterminent une diminution rapide du nombre des leucocytes. En d'autres termes, la vie est corrélative de la phagocytose du poison, tandis que l'absence de la phagocytose est corrélative de la mort [2] ; il a remarqué encore que, pendant le stade hyperleucocytaire, on ne retrouve l'arsenic qu'on avait injecté que dans les leucocytes, tandis que les autres éléments du sang, le plasma ou les globules rouges n'en contiennent pas de trace ; de telle sorte que, grâce à l'activité des leucocytes, l'arsenic est pour ainsi dire assimilé, passé à l'état organique, avant d'aller exercer son action favorable sur les cellules de l'économie.

[1] Dr Besredka, *Annales de l'Institut Pasteur.* 1899.
[2] *Loc. cit.*

Selmi a montré que si on donne aux animaux de l'acide arsénieux à dose non toxique, une partie passe dans l'économie à l'état organique : il a trouvé l'arsenic sous forme organique dans les urines éliminées, et en même temps il a noté un excès de phosphore éliminé sous forme de ptomaïne ou base organique. D'autre part, Beszedka a étudié le rôle des leucocytes dans l'atténuation des poisons minéraux. Il a remarqué que « pour les injections intra-cérébrales, la dose minima mortelle, c'est-à-dire celle qui tue le lapin en vingt-quatre heures, représente 1 pour 100 de la dose minima mortelle en injections sous-cutanées[1] », ce qui veut dire que l'arsenic minéral introduit directement dans la substance cérébrale, est cent fois plus toxique que celui qui est apporté par le sang aux centres nerveux après avoir été modifié par le globule blanc.

Enfin le même auteur a prouvé, par ses expériences sur les animaux, que l'accoutumance de l'organisme pour l'arsenic existe réellement.

En injectant plusieurs fois de fortes doses, mais non mortelles, d'arsenic à des cobayes, il est arrivé à les préparer de telle façon qu'ils ont pu supporter une dose mortelle pour des cobayes témoins. Ce phénomène de l'accoutumance nous explique les faits déjà connus de ces habitants de la Styrie et du Tyrol qui arrivent à absorber des quantités considérables d'arsenic, jusqu'à 33 centigrammes en une seule fois, sans éprouver aucun symptôme d'intoxication. Au contraire, ces singuliers « arsenicophages », d'après les récits des auteurs,

---

[1] Besredka, *loc cit.*

se porteraient très bien, deviendraient même plus robustes, plus frais et plus légers, ce qui leur permettrait de gravir plus facilement les montagnes.

Il n'est donc pas douteux que l'arsenic a une action réelle sur la nutrition. Mais comment agit-il? Augmente-t-il ou diminue-t-il l'assimilation ? C'est une question qui n'est pas encore complètement élucidée; plusieurs opinions sont soutenues à l'heure actuelle, même absolument opposées les unes aux autres. Nous allons les rappeler brièvement. D'après A. Gautier, l'arsenic à dose thérapeutique exciterait la nutrition générale, tandis qu'il la diminuerait à dose toxique et détruirait les cellules. Sous l'influence de l'arsenic à faible dose, les tissus reçoivent, dit Gautier, un supplément d'activité, les globules du sang augmentent en nombre et s'enrichissent en hémoglobine, le coefficient azoturique s'élève, l'urée est excrétée plus abondamment [1].

Pour MM. Hayem et Delpeuch, l'arsenic à dose physiologique diminuerait le nombre des globules rouges, mais en revanche augmenterait la quantité de la matière colorante du sang. Rabuteau, au contraire, pense que l'arsenic relève le nombre diminué des globules rouges ; il fait de l'arsenic un modérateur de l'hématose, un antipyrétique.

Gubler le considère comme un dynamophore, ce qui nous amènerait à le considérer comme un véritable aliment. Binz et Schultz croient que l'arsenic à dose modérée est un oxydant énergique. Rabuteau soutenait

[1] *Académie de médecine*, 1900.

que sous l'influence de l'arsenic, l'urée diminuerait
dans les urines : Binz admet le contraire. MM. A. Robin et Renaut considèrent l'arsenic comme modérateur
de la nutrition, comme un « médicament d'épargne ».
Certains auteurs le considèrent comme un modifica-
teur plus spécialement du système osseux et des centres nerveux. Ainsi pour M. Renaut, l'arsenic serait
« un agent puissant de la diminution de l'hyperactivité
des cellules nerveuses »[1], il aurait une action anti-
déperditive, calmante et véritablement bulbaire[2].
Enfin d'autres auteurs pensent qu'il agit plutôt sur les
centres respiratoires et circulatoires. Ainsi, MM. Robin et Binet ont établi que l'arsenic à l'état d'arséniate
de soude à la dose de 5 centigrammes par jour, serait
un modérateur de la nutrition et du chimisme respiratoire : il produirait, par kilogramme du poids et par minute, un abaissement de l'oxygène absorbé et de l'acide
carbonique exhalé. A la dose de 1 centigramme, au
contraire, il serait un excitant du chimisme respiratoire.

Dans l'art vétérinaire, on emploie très souvent l'arsenic pour stimuler le développement des tissus.

L'élimination des arsenicaux se fait surtout par les
reins, puis par la peau — ce qui nous explique l'action
favorable de l'arsenic sur certaines dermatoses et les
exanthèmes arsenicaux — et, en partie, par le tube digestif et le poumon.

Tout récemment (août 1900), M. Gautier, dans une

---

[1] *Académie de médecine*, 1899.
[2] *Ibid.*

communication fort intéressante faite à l'Académie de
médecine, étudie le rôle de l'arsenic dans l'économie et
son élimination. Par des exemples empruntés au règne
animal et à la clinique, il établit qu'il existe un rapport certain entre le fonctionnement de la glande thyroïde, celui de la peau et la fonction génitale. Il montre qu'à l'état normal, la glande thyroïde fixe presque
tout l'arsenic et l'iode contenus dans l'économie, et que
les cheveux, les poils et les ongles sont, après la thyroïde, les organes les plus riches en arsenic et en iode.
« C'est par eux, dit-il, que cette glande excrète ces deux
éléments, qu'elle a d'abord assimilés et emmagasinés
sous la forme de protéides spécifiques [1]. » D'autre
part, M. Gautier établit que le sang normal de
l'homme ne contient pas d'arsenic et d'iode, tandis
que le sang menstruel en contient beaucoup, et que
ces métalloïdes s'élimineraient, chez la femme, chaque
mois, normalement par les menstrues.

« Après avoir été élaborées dans la thyroïde, dit-il,
les nucléoprotéides spécifiques formées dans cette
glande sont en tout temps entraînées dans les lympha-
tiques et versés dans le sang, pour y jouer le rôle
d'excitant de la vitalité et de la reproduction des cellules: ces protéides thyroïdiennes vont nourrir la peau et
ses appendices toujours arsenicaux, mais chaque mois
leur excédent passe dans les menstrues pour être
rejeté au dehors, sauf le cas où, la femme ayant conçu,
les globulines et nucléoprotéides thyroïdiennes sont
utilisées pour la constitution du nouvel être, qui a

[1] Acad. de méd., août 1900.

besoin de phosphore, d'iode et d'arsenic sous cette forme éminente et plastique. » Et plus loin : « Chez l'homme mâle, non couvert de poils, la pousse des ongles, des cheveux et surtout de la barbe, ainsi que la desquamation épidermique continue, correspond, au point de vue de l'absorption et de l'élimination des nucléines arsenicales, à la perte menstruelle de la femme dont la peau lisse subit moins d'exfoliation, qui n'a pas de barbe et dont les cheveux ne poussent peu ou pas dès qu'ils ont atteint, à la puberté, leur maximum de développement. »

En résumé, l'action de l'arsenic sur la nutrition n'est pas encore suffisamment connue ; cela dépend, du reste, de la dose et du composé arsenical employé. Mais quel que soit le mode d'action intime sur les tissus, il est hors de doute que l'arsenic à dose modérée excite l'appétit, produit un meilleur fonctionnement des organes, qui se traduit par l'augmentation du poids et un meilleur état général du sujet. C'est un fait empirique.

Quant au cacodylate de soude, on admet que, sauf sa faible toxicité, il a la même action sur l'économie que l'arsenic. Les observations cliniques dues à la médication cacodylique, et les expériences sur les animaux en témoignent. Nous allons rappeler quelques faits : MM. Widal et Merklen [1] ont fait la numération des globules du sang chez les sujets soumis à la médication cacodylique. Ils ont constaté une augmentation considérable et rapide des globules rouges.

[1] *Société médicale des hôpitaux*, 2 mars 1900.

Dans quelques cas seulement, ils ont noté une légère multiplication du nombre des leucocytes polynucléaires. Mais ils font remarquer que l'augmentation du nombre des hématies varierait suivant les sujets et serait d'autant plus sensible que les malades seraient plus anémiques. L'hémoglobine du sang augmenterait de même dans un certain nombre des cas, mais pas d'une façon proportionnelle au nombre des globules rouges.

MM. Langlois et Rachid[1] ont noté à la suite des injections de cacodylate de soude chez les lapins une diminution sensible de la capacité respiratoire du sang. MM. Badel et Imbert[2] ont fait quelques recherches sur l'élimination de l'acide cacodylique. Ils ont constaté qu'après l'ingestion du cacodylate de soude, l'arsenic apparaît dès la première émission d'urine, et que son élimination par les reins s'est prolongée pendant près d'un mois.

Ils ont, de plus, confirmé le fait déjà signalé par A. Gautier que, pris par la voie stomacale, le cacodylate de soude fatigue les reins et diminue pendant un certain temps la quantité d'urine émise.

En outre, les auteurs admettent comme probable que la majeure partie du sel s'éliminerait par les reins et qu'il en reste très peu dans l'organisme.

Ceci expliquerait l'absence des phénomènes d'intoxication après l'administration prolongée de ce médicament. En ce qui concerne son action sur l'assimilation

---

[1] Société de biologie, avril 1900.
[2] Acad. des sciences, février 1900.

ici, comme pour l'arsenic, les opinions sont très divergentes.

D'après M. Gautier, le cacodylate à dose thérapeutique excite la nutrition et stimule l'activité cellulaire et l'hématose. Il admet encore l'hypothèse que l'acide cacodylique se fixe sur le noyau des cellules à l'état de léucethine ou nucléine arséniée. « Je pense, dit-il, qu'il en résulte une sorte de rénovation du noyau cellulaire et une hyperactivité de la cellule[1]. »

M. Gautier croit encore que le cacodylate de soude prescrit à faible dose chez les femmes anémiques et dysménorrhéiques favoriserait le développement de la chevelure, régulariserait les règles et améliorerait l'état général.

Pour M. Renaut, le cacodylate, comme l'arsenic, est un modérateur de la nutrition, « un médicament d'épargne[2] ». M. Daulos, à ce propos, dit : « A dose élevée, nous ignorons ce qu'il pourrait être ; à dose faible, c'est un stimulant de la nutrition[3]. » M. Robin est de même avis.

---

[1] *Académie de médecine*, 1899, *ibid.*, août 1900.
[2] *Ibid.*, 30 mai 1899.
[3] *Société médicale des hôpitaux*, 1900.

CHAPITRE IV

MODE D'EMPLOI ET AVANTAGES DE LA MÉDICA-
TION CACODYLIQUE DANS LA CHORÉE

On prescrit ordinairement l'acide cacodylique sous
forme de cacodylate de soude. Les autres préparations
cacodyliques (cacodylate de quinine[1], de fer, etc.)
étant beaucoup moins employées pour le moment, sont
moins connues. On peut utiliser ici les trois voies
usuelles pour l'administration d'un médicament; ces
divers modes d'introduction du médicament dans
l'économie ont tous leurs partisans. La voie stomacale
est recommandée par le professeur Grasset (de Montpellier); la voie rectale par le professeur Renaut
(de Lyon); enfin, le professeur A. Gautier (de Paris)
préconise tout particulièrement, et d'une façon presque
exclusive, la voie hypodermique. Il semble que ces
divers modes d'emploi n'ont pas le même effet sur l'organisme, au point de vue surtout de la tolérance du
médicament. La voie stomacale serait mauvaise, d'après
A. Gautier, car elle aurait donné lieu à quelques trou-

---

[1] Nous avons traité un cas de chorée par le cacodylate de
quinine, substance nouvelle préparée par M. le professeur Hu-
gounenq qui en avait remis une petite quantité à M. Lannois;
l'amélioration s'est montrée très vive. Nous publions plus loin
cette observation.

bles gastro-intestinaux ou autres, dus à la décomposition du médicament dans le tube digestif. La voie rectale aurait moins d'inconvénients, mais elle ne mettrait pas complètement à l'abri des accidents causés par l'ingestion du médicament par la bouche.

Donc, la voie digestive serait complètement à rejeter et le professeur A. Gautier la condamne d'une façon presque absolue. « Donner du cacodylate par la bouche ou par le rectum, dit-il, c'est transformer, déformer le traitement, et le rendre plus ou moins inactif ou nuisible. Rien n'est plus inoffensif que l'acide cacodylique quand il pénètre par la peau ; mais rien n'est plus irritable que ce médicament, ni plus facile à transformer partiellement en un produit extrêmement vénéneux lorsqu'il est absorbé par le conduit gastro-intestinal. Là, l'acide cacodylique trouve en abondance des matières réductrices qui le transforment en oxyde de cacodyle, extrêmement toxique, que décèle l'odeur d'ail intense, très désagréable, fatigante, que prennent la peau et l'haleine.

D'un médicament inoffensif on fait, en agissant ainsi, un produit vénéneux qui traduit son action par des troubles gastro-intestinaux, des douleurs épigastriques, de la fatigue générale, quelquefois de la diarrhée et de la perte de poids du sujet. L'urine diminue, devient albumineuse[1]. MM. Teissier (de Lyon), Hirtz, Rendu ont confirmé ce dernier fait. Cette opinion un peu exclusive n'est pas partagée et est combattue par le professeur Grasset (de Montpellier) : « Comme tous les méde-

[1] *Société médicale des hôpitaux*, 2 mars 1900.

cins, dit-il, j'ai beaucoup employé le cacodylate pendant ces derniers mois; le plus souvent je l'ai donné par la bouche ou par le rectum ; je puis dire très nettement l'intolérance a été l'exception, et presque toujours le cacodylate *per os*, non seulement a été bien supporté mais encore a produit de très bons effets thérapeutiques; aussi je considère, pour ma part, comme prématurée cette condamnation de l'administration du cacodylate par la voie digestive, et me permets de conclure que si l'injection hypodermique est le mode d'application de choix pour les hautes doses, ou dans les cas d'intolérance gastro-intestinale, on peut, en général, chez la plupart des malades, commencer par administrer le cacodylate par la bouche ; dans beaucoup de cas il y aurait tolérance et de bons effets thérapeutiques[1].

. M. Dalché qui a employé pendant longtemps la voie gastrique, n'avait jamais observé d'accidents ni d'intolérance quelconque. M. Renaut, qui utilise la voie rectale d'une manière presque exclusive, n'avait jamais constaté aucun des troubles signalés. Par contre, Daulos et Hayem, d'après leur expérience, se rangent à l'opinion d'A. Gautier. Tout récemment, le Dr Benoist[2] a appliqué la médication cacodylique en médecine infantile ; il a suivi la voie hypodermique qu'il considère comme la méthode de choix. Il a dû abandonner la voie stomacale, à cause de quelques troubles qu'il a observés, de la diarrhée, douleur à l'épigastre, et une odeur désagréable exhalée par l'haleine, les sueurs et les matières

[1] *Semaine médicale*, mars 1900.
[2] Thèse de Paris, 1900.

fécales, Au contraire, le Dr Rocaz[1] (de Bordeaux) a pu administrer, toujours chez les enfants, dans plus de soixante cas, du cacodylate de soude par la bouche; il prétend n'avoir jamais observé aucun inconvénient ni accident. Enfin, le Dr Garand (de Saint-Étienne) a employé chez quelques petits choréiques les injections rectales, sans aucun inconvénient.

Il résulte de ce qui précède, qu'à l'heure actuelle la question du meilleur emploi du médicament n'est pas encore résolue d'une manière exclusive en faveur de l'une ou de l'autre méthode. Nous tenions à exposer la question impartialement, quoique sommairement. Mais quelle que soit l'opinion que l'on défende, il n'en est pas moins vrai, et tous les auteurs sont d'accord sur ce point, que la méthode hypodermique reste la méthode de choix à l'heure qu'il est. Pour notre part, nous avons suivi chez tous nos petits malades (sauf dans un cas) la méthode hypodermique; les injections sous-cutanées sont bien supportées. Au cours de notre traitement, nous n'avons jamais observé aucun symptôme d'intolérance, ni d'accidents. Les piqûres ne déterminent aucune douleur, ni aucune irritation locale; sauf rare exception, elles sont facilement acceptées par les enfants. Il est bien entendu que l'on doit prendre toutes les précautions antiseptiques nécessaires avant de pratiquer l'injection. Les solutions que nous avons employées dans les différents services contenaient 2, 3 ou 5 centigrammes de cacodylate par centimètre cube. Les doses employées variaient selon l'âge des enfants; chez les

---

[1] Dr Marchand (thèse de Bordeaux, 1901).

uns nous commencions d'emblée par 5 centigrammes,
pour aller progressivement plus loin ou s'arrêter à
cette dose ; chez les autres, nous débutions par 2 centigrammes pour tâter la susceptibilité du malade, ensuite nous augmentions. Pour préciser, voici les doses
que nous employions : jusqu'à dix ans, 6 centigrammes ;
jusqu'à quinze ans, nous nous arrêtions à 8 centigrammes par jour ; nous allions jusqu'à 10 centigrammes
au-dessus de quinze ans ; nous ne faisions pas d'intermit-
tences ; les injections ont été faites tous les jours (sauf
le dimanche). Nous n'avons observé aucun inconvénient à cette pratique.

Les avantages de la médication cacodylique dans la
chorée sont incontestables : on sait déjà qu'avec la médication arsenicale on ne peut employer une forte dose
et la continuer un peu longtemps sans qu'on soit obligé
de s'arrêter à cause de l'intolérance. Ainsi, il suffit
d'administrer 30 grammes (dose maxima), 18 grammes, même 13 grammes de liqueur de Boudin par jour
(ce qui correspond à 0,03, 0,008, 0,013 d'acide arsénieux), pendant quelque temps, pour voir apparaître
rapidement des symptômes d'intolérance[1] ; avec la
liqueur de Fowler, on a signalé des accidents, parfois
graves (mélanodermie, paralysies) avec une dose de
XXX, XV, XII, ou même avec VIII gouttes en vingt-
quatre heures. Nous publions plus loin quelques observations qui justifient ce que nous avançons. Rien de
pareil avec le cacodylate : nous avons pu administrer
chez une de nos malades pendant un mois des doses

[1] Voir Lévy (thèse de Lyon, 1899).

quotidiennes de 8 centigrammes; chez une autre, pendant le même laps de temps 10 centigrammes journellement (sauf le dimanche) ; chez tous les autres 4 centigrammes pendant plus de trois semaines (pendant deux mois chez une), sans constater aucun symptôme d'intoxication ou d'intolérance. On peut être presque sûr qu'employé à dose modérée et chez les malades dont les reins et le foie fonctionnent bien, on peut donner le cacodylate en injections sous-cutanées pendant des mois, sans qu'on soit obligé de s'arrêter. Ceci est du reste la raison d'être même de cette médication : « Les avantages de la médication cacodylique, dit le professeur Gautier, consistent dans la possibilité de faire absorber sans danger aux malades des doses colossales d'arsenic... [1] »

Nous croyons que c'est un avantage considérable du cacodylate, qui doit le faire préférer à l'arsenic partout où son emploi un peu prolongé est indiqué en thérapeutique. Et les résultats cliniques obtenus dans la choréene sont pas inférieurs à ceux dus à l'arsenic : les observations que nous publions plus loin le démontrent.

Quels sont les inconvénients de cette médication dans la chorée ? Nous n'en voyons point, puisque nous n'en avons jamais observé aucun ; peut-être le seul inconvénient, mais celui-là important, ce serait, dans certains cas, très rares croyons-nous, de rester, comme d'ailleurs toutes les autres médications, inefficace. (Nous en relatons un cas dans nos observations.) Enfin, pour être presque certain de l'innocuité complète du

---

[1] *Académie de médecine*, 1900.

médicament, il faut s'assurer de l'intégrité fonction-
nelle du foie et des reins ; car la seule contre-indica-
tion qui soit réelle à l'heure actuelle, c'est le mauvais
état fonctionnel de ces deux émonctoires de l'économie, l'insuffisance rénale et hépatique. Pour être complet, nous rappellerons les quelques accidents qui ont
été observés par les auteurs et par nous au cours de la
médication cacodylique, en général. On a signalé une
odeur alliacée de l'haleine, des selles très fétides, quelquefois des coliques, de la diarrhée, albuminurie légère ;
tous ces troubles ont été observés après l'administration
du médicament par le tube digestif ; au cours des injections sous-cutanées on a observé quelques éruptions
papulo-vésiculeuses, des plaques d'érythèmes avec tur-
gescense au niveau des anciennes cicatrices du cou
(Dr Malbec), des poussées de dermite exfoliatrice
fébrile (Balzer et Griffon). Tous ces accidents sont
de peu d'importance, assez bénins pour permettre la
continuation du traitement, et ils disparaissent sponta-
nément dès qu'on cesse le traitement. Même dans ces
cas observés d'intolérance, il y en a où le médicament
même n'est pas toujours en cause : on a incriminé —
M. Danlos à propos du cas de M. Balzer — soit l'im-
pureté du médicament, soit le mauvais état fonctionnel
du foie ou des reins.

Ainsi M. Mercklen a donné du cacodylate à un tuber-
leux atteint en même temps d'un cancer du foie ; il a
vu survenir des vomissements incoercibles. De même
l'albuminurie signalée au courant du traitement cacodylique serait due souvent à un mauvais état fonctionnel du rein.

Nous avons nous-même observé, en dehors de notre traitement, dans le service de M. Lannois, trois cas d'intolérance médicamenteuse au cours du traitement cacodylique par les injections sous-cutanées. C'était trois individus âgés, tous névropathes, chez qui on avait pratiqué pendant plus de deux mois des injections de 5 centigrammes de cacodylate journellement (sauf dimanche) ; ils ont présenté quelques éruptions sur le corps.

Voici le caractère de ces éruptions : chez les deux premières personnes, c'était de petites papules de la grosseur d'une tête d'épingle, de couleur rouge violacé, disséminées sur tout le corps, causant un peu de démangeaison ; chez la troisième, les éruptions, plutôt localisées sur la partie supérieure du corps, avaient le caractère polymorphe : plaque d'érythème érysipélateuse sur l'une des moitiés de la face ; des papules, des petites vésicules confluentes formant de petites plaques de couleur violacée sur le reste du corps. On a cessé le traitement pendant un certain temps ; les éruptions ont progressivement et rapidement disparu. Pour finir, nous rappelons un dernier inconvénient signalé par les auteurs : c'est l'existence dans l'organisme d'une quantité considérable d'arsenic, en sorte que, si on n'était pas prévenu, on pourrait, dans une autopsie médico-légale, croire à un empoisonnement.

CHAPITRE V

Avant d'examiner nos observations et d'en tirer les
conclusions qu'elles comportent, nous croyons utile de
rappeler aussi brièvement que possible les principales
formes de la médication arsenicale, leur mode d'emploi
et leur effet dans le traitement de la chorée. De telle
façon, nous serons mieux en droit de juger de la valeur
respective de cette médication avec la nôtre. L'arsenic
est prescrit aujourd'hui dans la chorée sous trois formes
principales : la liqueur de Fowler, liqueur de Boudin
à l'arséniate de soude (liqueur de Pearson). Cette dernière préparation n'étant guère employée ou très peu
à l'heure actuelle, nous n'en parlons pas.

Le traitement par la liqueur de Fowler est employé
surtout à l'étranger ; pour être efficace, on prescrit des
doses élevées d'arsenic ; la posologie adoptée est,
d'une façon générale, la suivante : on commence par
IV ou V gouttes de liqueur de Fowler, et on augmente
progressivement jusqu'à XII à XV gouttes par jour.
Chaque dose est administrée en plusieurs fois, ordinairement trois fois par jour. L'efficacité de cette médication sur la chorée n'est pas discutable. Toutes les
observations publiées le démontrent suffisamment.
Malheureusement on est forcé d'admettre que très souvent l'arsenic n'est pas supporté, et on se trouve vite en

présence des signes d'intolérance ou d'intoxication. Notamment, on observe l'irritation gastro-intestinale qui se traduit par des nausées, des vomissements surtout ; de la diarrée, des coliques ; assez souvent on voit des éruptious arsenicales, l'œdème des paupières parfois, beaucoup plus rarement des pigmentations cutanées et des paralysies (névrites) arsenicales. Ceci est déjà l'indice d'une intoxication plus profonde. « En présence de pareils faits, dit Lévy[1], le praticien est désarmé, et il doit momentanément perdre de vue l'affection qu'il se propose de guérir, pour traiter les accidents dont il est inconsciemment l'auteur et pour en prévenir le retour. »

Dans ces cas, on est obligé de s'arrêter, de revenir aux doses prescrites auparavant, pour les accroître de nouveau jnsqu'à ce que la même intolérance se manifeste ; ainsi on recommence ces tentatives jusqu'à ce qu'on arrive à la guérison, ou bien on cesse brusquement le traitement et alors la guérison se fait attendre. Les faits cliniques abondent. Nous publions plus loin quelques observations empruntées de la littérature médicale, pour les mettre en parallèle avec les nôtres. Ces faits d'intoxication au cours du traitement de la chorée par la liqueur de Fowler ne sont pas rares ; nous n'avons fait que parcourir rapidement les publications médicales de ces derniers temps, et nous avons trouvé trois cas, que nous relatons ici, de chorée traitée par l'arsenic (liqueur de Fowler), et suivis d'accidents.

Nous sommes certain que si nous nous fussions livré

---

[1] Lévy (thèse Lyon, 1899).

à des recherches plus minutieuses, nous aurions pu trouver bien d'autres cas, mais, c'est inutile, car les dangers de l'emploi de la liqueur de Fowler à hautes doses dans la chorée sont réels. Le fait n'est contesté par personne.

La liqueur de Boudin, employée surtout en France, prescrite sous son ancienne forme avant l'année 1896, où le Dr Comby institue sa nouvelle méthode, doit être donnée aussi à fortes doses pour qu'elle soit véritablement active. Aussi Cougnot[1], qui, sous l'inspiration du Dr Marfan, a fait une étude complète de cette méthode, prescrit-il l'arsenic de la façon suivante : il arrive graduellement aux doses de 35 ou même 40 grammes de liqueur de Boudin ; mais, pour éviter les dangers qu'entraîne l'arsenic employé d'une façon aussi intensive, il procède de la manière suivante : chez les enfants de huit à dix ans, il commence par 4 grammes de liqueur de Boudin incorporée à un julep gommeux ; il donne une cuillerée à bouche toutes les deux heures et il augmente de 2 grammes tous les deux jours ; chez les enfants de plus de dix ans, il débute à 6 grammes et il augmente de 3 grammes. Il n'est pas contestable que cette méthode a une action curatrice certaine sur la chorée ; mais elle, de même que la liqueur de Fowler, n'est pas exempte des inconvénients déjà signalés, inhérents à la médication arsenicale. Ainsi, sur les huit observations que donne le Dr Cougnot à l'appui du traitement qu'il propose, cinq fois on note des accidents (nausées, vomissements, élévation de la

---

[1] Cougnot (thèse Paris, 1895).

température, diarrhée, céphalalgie). Dans les trois cas qui sont restés indemnes de complications, la médication fut incomplète[1]. Del Pozo qui a critiqué cette méthode, lui reproche seulement d'être trop longue.

« Nous avons voulu faire remarquer, dit Lévy, que le long temps que dure son application n'exclut pas les dangers qui lui sont inhérents[2]. »

La méthode de Comby consiste dans l'administration de la liqueur de Boudin à doses rapidement croissantes ; ainsi, chez les enfants au-dessous de sept ans, on commence par 5 grammes de liqueur de Boudin et on augmente graduellement jusqu'à 20 ou 25 grammes ; chez les adultes, on débute par 10 grammes, on augmente journellement de 5 grammes, et on va jusqu'à au moins 30 grammes, pour redescendre ensuite à 10 grammes, par une courbe analogue mais inverse. Le traitement par cette méthode est réellement efficace contre la chorée ; on arrive dans la majorité des cas à de rapides guérisons ; la chorée est pour ainsi dire « jugulée » en quelques jours — le traitement dure ici en moyenne onze jours —, mais ici comme ailleurs, on est vite obligé de s'arrêter, car on intoxique le sujet en le saturant d'arsenic.

Lévy, qui a fait une étude critique de cette méthode, dit qu'elle présente plusieurs inconvénients : d'abord quelques précautions sont indispensables ; en premier lieu il faut faire observer au malade le régime lacté le plus complet : « la diète lactée, dit le Dr Comby, cons-

[1] Voir Lévy.
[2] *Ibid.*

titue le régime le plus favorable à la tolérance de la médication arsenicale intensive » ; ensuite on doit imposer au malade le repos complet au lit. « Je ne manque jamais, dit le même auteur, d'insister sur le repos absolu au lit; l'enfant ne doit pas selever [1]. »

La liqueur de Boudin elle-même n'est pas donnée en nature : elle est incorporée à une potion qui aura pour but de l'affaiblir dans une notable proportion et d'éviter à l'estomac le contact d'un remède par trop irritant ; on donne une cuillerée à la fois du mélange (Lévy). Ce sont des précautions à prendre, mais il y a des inconvénients plus importants à signaler : tout d'abord, les accidents que l'on observe le plus fréquemment, sont des troubles gastro-intestinaux, des nausées et des vomissements ; ce dernier accident qui est très fréquent, rend presque impossible l'absorption du médicament.

Dans la thèse du Dr Del Pozo, le défenseur de la méthode, sur trente observations qu'il relate, nous signalons seize fois les vomissemenṭs ; c'est déjà une proportion assez considérable, mais Lévy pense que les résultats donnés par Del Pozo ne répondent pas rigoureusement à la réalité des faits. Ainsi, sur vingt-cinq cas observés dans la clinique de M. Weill, Lévy a observé vingt-cinq fois des vomissements.

Ce fait est d'une grande importance. En dehors de ces accidents, qui sont très fréquents mais en somme bénins, on a signalé encore la diarrhée et les coliques ; ces accidents sont plus rares, mais leur gravité est beau-

[1] Comby (*Archives de médecine des enfants*, 1899).

coup plus grande : « la diarrhée, l'entéralgie, dit le Dr Combey [1] sont des accidents plus sérieux que les vomissements ; ils indiquent l'interruption immédiate de l'arsenic. » La céphalée et ce que qu'on a qualifié la fièvre arsenicale s'observent rarement ; les pigmentations cutanées ont été notées également, quoique rare - ment : Lévy en cite deux cas. Enfin, les paralysies arsenicales sont possibles : le Dr Comby cite un cas très typique de paraplégie motrice absolue [2]. Pour finir avec les inconvénients de cette médication, nous dirons avec Lévy : « Nous traitons une chorée, nous la guérissons, mais nous lui substituons, momentanément au moins, une intoxication arsenicale ; le plus souvent celle-ci ne durera que pendant le traitement et, pour être peu dangereuse, n'en sera pas moins très pénible ; mais quelquefois, sans que nous puissions en discerner la cause, elle lui survivra et pourra être inquiétante. Pour supprimer un mal, nous en aurons créé un autre qu'il faudra traiter [3]. »

Il ne nous reste plus qu'à dire un mot sur nos observations. Remarquons tout d'abord que les cas que nous relatons plus loin ne sont pas tous identiques, partant non comparables entre eux ; de sorte qu'il est difficile de tirer une conclusion nette et ferme à cet égard. On note d'abord deux catégories de faits : d'un côté, des chorées récentes, à l'état aigu pour ainsi dire (obs. XII. XVIII et XX), et des chorées un peu

[1] Comby, *Médecine moderne*, 1896.
[2] Voir thèses Del Pozo et Lévy.
[3] Lévy, *ibid*.

anciennes ou récidivantes (obs. XIII, XV et XVI);
d'un autre côté, des cas légers, simples (obs. XVIII,
XXVII, XXVIII), ou des cas intenses (obs. IV, VI,
XII), suivis de complications, troubles psychiques
(obs. X, XVII, XX), ou de paralysies, mieux parésies
(obs. XXIII, XXIV). Il y a, bien entendu, des cas
intermédiaires, moyens. Un troisième groupe de faits
constitue les quelques choréiques entachées d'hystérie
(obs. VI, IX, XII). Ici, il faut s'entendre : nous ne con-
fondons pas ces cas avec la *chorée hystérique* rythmique
ou arythmique, qui doit être classée à part ; nous les
considérons comme des cas de *chorée chez des hystériques*, car, comme le dit fort bien M. Lannois, « le fait
d'être hystérique n'empêche pas d'avoir la chorée de
Sydenham [1] ». Cette division purement artificielle de
nos observations n'a d'importance qu'au point de vue
surtout de la *durée* du traitement, car en ce qui concerne l'effet du médicament sur la chorée, il s'est
montré efficace dans tous les cas, sauf dans un cas (voir
obs. XIV de M. Weill) où il a échoué, comme, du reste,
tous les traitements essayés.

On notait généralement une amélioration sensible
dans l'état du malade dès la cinquième injection.

On conçoit facilement que dans tous ces faits, si
dissemblables au point de vue clinique, la durée du
traitement ne pouvait pas être la même, et il est difficile de formuler une moyenne. Pourtant, chez nos choréiques d'intensité modérée, dans les cas francs, la
durée moyenne du traitement ne dépassait pas en

---

[1] *Lyon médical*, janvier 1901.

général le terme de quatre semaines. Dans les autres
cas : chorées récidivantes ou chorées intenses, com-
pliquées de troubles mentaux ou de parésie (chorée
molle), la guérison se fait attendre un peu plus longtemps; dans ces derniers cas il faut six semaines, deux
mois, parfois plus (le cas du D\u1d63 Garand) pour que tous
les symptômes disparaissent complètement. Même ici,
nous croyons que la longue durée du traitement n'est
pas toujours la mesure exacte de la valeur du médicament, car ici on employait des doses faibles et on a suivi
la méthode intermittente, qui prolonge démesurément
la durée du traitement (Garand, Benoist). Nous avons
donc l'impression, d'après les deux cas où nous avons
pu suivre cette pratique (obs. XVI et XVIII), que si on
employait la méthode intensive (cacodylate à haute
dose), ce qui est ici sans inconvénient, suivie journellement, sans intermittence, on pourrait peut-être
réduire le temps nécessaire pour guérir une chorée
d'intensité moyenne à trois semaines, et, d'une manière
générale diminuer sensiblement la durée du traitement.
Quoi qu'il en soit, les partisans de la méthode Comby
prétendent arriver à guérir la chorée dans un délai de
temps environ de onze, même de neuf jours. Laissant
de côté les accidents inhérents à cette méthode, il y
avait là, de prime abord, une supériorité manifeste vis-
à-vis de notre médication. Mais cette supériorité n'est
qu'apparente.

En effet, le D\u1d63 Del Pozo dit, dans sa thèse, que lorsque
le traitement est terminé, si la chorée a quelquefois
complètement cessé, souvent il existe encore quelques
mouvements : « Il suffit alors, dit-il, de garder l'enfant au

lit, au repos absolu pour parfaire la cure, qui est obtenue complète et définitive au bout de *quelques jours,* grâce à ce que le sujet se trouve saturé d'arsenic[1]. »

« Un chifre plus précis que le terme de quelques jours, dit Lévy, nous eût peut-être montré qu'il s'en faut de très peu de chose pour qu'on atteigne les trois semaines que nous imposons à nos malades et qui marquent la guérison complète des phénomènes choréiques. »

Donc, les résultats sont sensiblement égaux dans les deux cas. Parmi les faits que nous publions, il y a des cas (obs. XI, XII, XIII), où le traitement cacodylique n'était pas seul employé : on avait commencé par administrer d'autres médicaments : antipyrine, bromure, chloral, liqueur de Fowler, beurre arsenical, etc. ; ces moyens thérapeutiques n'ont pas pu améliorer l'état du malade (sauf dans un cas où le chloral s'est montré très efficace) et, au contraire, l'amélioration s'est montrée rapidement après l'administration du cacodylate.

D'autre part, en lisant nos observations, un fait bien net se dégage, celui-là d'une grande importance ; c'est l'absence complète d'accidents, la tolérance parfaite du médicament. L'albuminurie n'a jamais été constatée au cours du traitement[3]. Une autre circonstance est à signaler en faveur de notre traite-

---

[1] Del Pozo (thèse Paris, 1898),

[2] Lévy (thèse Lyon, 1899).

[3] Nous avons observé chez une de nos malades (observ. XIX) (injections rectales) une légère élévation de la température (38°5), qui a persisté pendant deux jours. Cela n'a d'ailleurs qu'une légère importance.

ment : chez les petits choréiques soumis aux injections sous-cutanées du cacodylate, le tube digestif étant ménagé, on observe presque toujours une excitation de l'appétit, une meilleure assimilation se traduisant par une augmentation notable du poids, ce qui contraste avec l'inappétence et l'anorexie des malades traités par la liqueur de Boudin.

Quant à l'action curative de notre médicament sur la chorée, les résultats obtenus ne sont pas supérieurs à ceux dus à la médication arsénicale intensive, mais, croyons-nous, ils les valent : les observations qui suivent parlent mieux que tout commentaire.

Pour finir, nous ne pouvons mieux faire que de donner l'opinion sur ce sujet de deux maîtres autorisés en cette matière.

M. le professeur agrégé Lannois, dans un article paru tout récemment sur le traitement de la chorée par le cacodylate de soude, conclut ainsi : « J'ai l'impression très nette que j'ai amélioré et guéri mes malades par un traitement qui paraît rationnel, d'après nos connaissances thérapeutiques sur ce sujet : le cacodylate de soude soit par la bouche, soit en lavement, soit en injections sous-cutanées, me paraît mériter d'être essayé sur un plus grand nombre de sujets pour juger de sa valeur thérapeutique dans la chorée de Sydenham [1].

D'autre part, nous avons demandé l'avis sur cette question du Dr Garand (de Saint-Etienne), le promoteur de la méthode. Le distingué médecin de Saint-Etienne,

[1] *Lyon médical*, 27 janvier 1901.

en réponse à notre lettre, nous écrit entre autres : « Je crois que le cacodylate de soude est, chez les choréiques comme ailleurs, un tonique nerveux et que, sans le considérer comme un médicament merveilleux, c'est un médicament précieux, beaucoup plus facile à manier que la liqueur de Fowler. » Et, plus loin : « Je crois que le cacodylate de soude est, avant tout, le médicament de la chorée de Sydenham. »

OBSERVATIONS

Observations de chorée traitée par la médication arsenicale et suivies d'intoxication.

OBSERVATION I (résumée).

Wyss. *(Correspondenz Blatt für Schweitzer Aerzte*, 1890, p. 473.)

Sur un cas de pigmentation arsenicale, liqueur de Fowler. On a débuté par III gouttes par jour, puis on augmentait d'une goutte tous les trois jours ; on s'est arrêté à XV gouttes par jour.

OBSERVATION II (résumée).

Semple (A.). Sur un cas de chorée traitée par l'arsenic et suivie de paralysie et de pigmentation de la peau. *(Lancet*, 1900, t. I, p. 1300.)

Liqueur de Fowler, commencée par 3 minims ; on augmente graduellement jusqu'à 10 minims par jour. Les accidents sont apparus après quatre semaines du traitement.

OBSERVATION III (résumée).

Bokai. Trois cas de zona thoracique au cours du traitement de la chorée par l'arsenic. *(Jahrbuch für Kinderheilkinde, 1884.)*

Début par III gouttes de liqueur Fowler par jour ; on augmente progressivement, jusqu'à atteindre VIII gouttes, la dose quotidienne. Accidents durant la quatrième semaine.

OBSERVATION IV (résumée).

Barrs *(British medical journal, 4 février 1893, p. 239. Clinical Society of Manchester).*

Névrite arsenicale, avec atrophie des parties atteintes et abolition des réflexes. Le traitement a duré un mois, durant lequel le malade reçoit XVIII gouttes de liqueur de Fowler par jour.

OBSERVATION V (résumée).

Railton. Névrite périphérique due à l'emploi de l'arsenic. *(Clinical Society of Manchester. British medical journal, 4 nov. 1893, p. 996.)*

Pendant trois semaines que dura le traitement, le malade a absorbé en liqueur de Fowler la valeur de 6 gr. 75 d'acide arsénieux.

OBSERVATION VI (résumée).

John A. Adams. Névrite survenue au cours du traitement par l'arsenic. *(Lancet, 1894, p. 332.)*

On a employé la liqueur de Fowler; les accidents ont apparu au bout de trois semaines.

OBSERVATION VII (résumée).

Alfred Stengel. Névrite arsenicale au cours du traitement de la chorée. *(The Philadelphia pediatrie Society,* 12 janvier 1897. *Archives of pediatries,* mars 1897, p. 183.)

Traitement par la liqueur de Fowler; début par III gouttes, trois fois par jour; puis on est allé à X gouttes, trois fois par jour, donc XXX gouttes la dose quotidienne.

OBSERVATION VIII (résumée).

Carew. Webb. *(Bladford medico-chirurgical Society. — Lancet,* 23 janvier 1897, p. 245.)

Névrite arsenicale. Liqueur de Fowler, 6 minims, trois fois par jour. Accidents au bout de trois semaines .de traitement.

OBSERVATION IX (résumée).

Dr Edward B. Schreiber. *(Annales of gynecologie and pediatry,* février 1828.)

Névrite arsenicale ayant succédé au traitement de la chorée par la liqueur de Fowler.

On a débuté par V gouttes, augmentation graduelle de la dose jusqu'à XII gouttes en vingt-quatre heures.

OBSERVATION X (résumée).

Dr Colman. *(British medical journal. Clinical Society of London,* 22 janvier 1898.)

Névrite périphérique avec pigmentation au cours d'une chorée traitée par l'arsenic. Liqueur de Fowler ; on administrait de cette solution 15 minims par jour en trois fois.

OBSERVATION XI (résumée).

« Arsenical poisoning in case of chorea » (Empoisonnement arsenical dans un cas de chorée), par M. Barker. *(British med. journal,* 4 avril 1900.)

On a prescrit la liqueur de Fowler ; début par II gouttes, trois fois par jour ; on augmente la dose, s'arrêtant à VII gouttes. Accidents au bout de six semaines de traitement : pigmentation de la peau, conjonctivite, abolition des réflexes rotuliens, parésie des membres inférieurs.

OBSERVATION XII (résumée).

« A case of recurrent chorea complicated by arsenical neuritis » (Récidive de chorée compliquée de névrite asenicale), par le Dr Philop. Meirowitz *(The post-graduate,* mars 1900).

La malade avait pris en sept semaines près de 117 grammes de liqueur de Fowler ; on avait commencé par V gouttes, trois fois par jour ; augmentation progressive d'une goutte par jour jusqu'à XV gouttes par dose ; alors ont apparu les accidents : des vomissements, œdème des paupières et plus tard la névrite.

OBSERVATION XIII (résumée).

Intoxication par l'arsenic dans un cas de chorée. *(Therapeutische Monatshefte,* mars 1900.)

On a observé : gastro-antérite, conjonctivite, pigmentation de la peau, absence des réflexes patellaires, au cours de la quatrième semaine du traitement par la liqueur Fowler, à la dose de II à VII gouttes par jour.

Observations de chorée traitée par la médication cacodylique.

*Note sur l'administration du cacodylate de soude
par la voie rectale.*

« Guérison de trois cas de chorée chez des enfants sans aucun
phénomène d'intolérance médicamenteuse » par MM. Garand
et Belbèze *(Loire médicale,* 15 mars 1900).

OBSERVATION I

G... Jeanne, douze ans, salle Sainte-Mathilde n° 6, entrée le
6 janvier 1900. Père et mère morts bacillaires ; le père à trente-
six ans, la mère à trente-cinq. Personnellement pas d'affections
infantiles ; bonne santé habituelle ; aucun antécédent rhumatismal
héréditaire ou personnel. N'a jamais eu de convulsions. Depuis
deux ans, à la suite d'une vive terreur (un homme aurait pour-
suivi l'enfant, le soir, dans une allée obscure), elle présente des
mouvements non rythmiques à grande amplitude, très variés,
des membres supérieurs et inférieurs, surtout marqués pour les
actes commandés. Au point de vue intellectuel, l'enfant est dis-
traite et son attention difficile à fixer. L'examen des divers
organes est absolument négatif. L'examen complet des urines,
pratiqué le 16 par M. Ducher, pharmacien de l'Hôtel-Dieu, a
donné les résultats suivants :

Emission en vingt-quatre heures .	750 cmc.
Densité	1,027.
Réaction	acide.
Urée	21 gr. pour le volume.
Acide phosphorique	2 gr. 064.
Albumine	quelques traces.
Sucre	néant.

OBSERVATION II .

C... Jeanne, quatorze ans, salle Sainte-Mathilde, n° 6, entrée le 31 décembre 1899.

Parents en bonne santé ; frère bien portant. Personnellement, broncho-pneumonie dans la première enfance. Aucun antécédent héréditaire ou personnel rhumatismal Début de l'affection il y a trois mois ; une camarade de l'enfant lui aurait mordu l'index gauche, ce qui lui aurait causé une vive terreur. Depuis, mouvements non rythmiques, des membres supérieurs surtout, plus marqués à gauche, surtout à l'occasion des actes commandés. Quelques mouvements des muscles faciaux. Marche normale. Examen des organes négatif. Résultat de l'examen des urines. pratiqué, le 12 janvier, par M. Ducher :

Emission en vingt-quatre heures .	700 cmc.
Densité	1,025.
Réaction	acide.
Urée	19 gr. pour le volume,
Albumine	0 gr. 752.
Sucre	néant.

OBSERVATION III

B... Claudine, huit ans, salle Sainte-Mathilde, n° 15, entrée le 5 février 1900. Père et mère bien portants ; six frères et sœurs en bonne santé. Personnellement, jamais de convulsions ; rougeole bénigne il y a deux ans. Aucune sorte d'antécédents rhumatismaux. Début de l'affection le 23 décembre, à la suite d'une terreur dont la cause n'a pu être précisée. Actuellement, facies de temps à autre involontairement grimaçant ; troubles moteurs du bras droit très marqués ; haussement fréquent de l'épaule droite ; extension et flexion de l'avant-bras sur le bras

Préhension difficile, la main s'étendant complètement au moment de saisir un objet, puis l'attrapant au vol par un mouvement brusque de flexion.

Marche irrégulière et hésitante. Examen des divers organes négatif. L'examen des urines, au point de vue de l'albumine, pratiqué par l'acide nitrique, ainsi que par la chaleur, n'en décèle aucune trace.

Les deux premières malades ont été soumises au traitement par les injections rectales de cacodylate de soude à partir du 16 janvier. Pendant cinq jours, injection de 5 centimètres cubes d'une solution à 5o centigrammes pour 200 ; deux injections pendant les cinq jours suivants; trois pendant cinq autres jours. Chez les deux malades, deux séries d'injections de quinze jours, séparées par un intervalle de cinq jours, ont été faites. Le traitement a dû être suspendu trois jours, chez C... Jeanne les 9, 10 et 11 février, à cause de poussées fébriles d'origine grippale : une épidémie de grippe régna pendant tout le mois et atteignit presque toutes les malades de la salle Sainte-Mathilde.

Le traitement cacodylique cessa le 20 pour Jeanne G..., le 23 février pour Jeanne C... 5 centimètres cubes de solution à 5o centigrammes pour 200 grammes d'eau renfermant 12 mm. 5, de cacodylate de soude. Pendant chaque période de cinq jours, les malades reçurent successivement 6 cg. 25, 12 cg. 50, 18 cg. 75, soit 57 centigrammes, période de quinze jours, dose qui serait faible chez l'adulte ; au total, 75 centigrammes pour un mois de traitement.

Le 25 février, les deux malades étaient capables de

se livrer à de petits travaux de couture et étaient parvenues à enfiler très facilement une aiguille.

Aucun trouble choréique ne persistait. Elles ont quitté le service le 9 mars seulement, après avoir été laissées douze jours sans médication aucune, la guérison complète s'est maintenue.

Voici les analyses d'urines faites par M. Ducher, à leur sortie :

G... Jeanne (Observation I).

Emission en 24 heures.	1.100 cmc.
Densité	1,027
Réaction	acide.
Urée	24 gr.
Acide phosphorique .	2 gr. 407.
Albumine.	traces.
Sucre	néant.

C... Jeanne (Observation II).

Emission en 24 heures.	1,050 cmc.
Densité	1,026
Réaction	acide.
Urée	21 gr. pour le volume.
Albumine.	traces.
Sucre	néant.

La fillette qui fait le sujet de l'observation III a été soumise à partir du 25 février au même traitement que les précédentes, mais les mouvements de la face et du bras droit, ainsi que les troubles de la préhension et de la marche, ont cédé au bout d'une série de quinze jours d'injections à doses progressives. M. Ducher a également pratiqué l'analyse de ses urines à la sortie.

Emission en 24 heures. 800 cmc.
Densité . . . . . 1,022.
Réaction . . . . . acide.
Urée . . . . . . 12 gr. pour le volume.
Albumine . . . . néant.
Sucre . . . . . . néant.

Dans aucun de ces trois cas *absolument aucun* phénomène d'intolérance n'a été observé, et l'analyse des urines à la sortie démontre nettement l'absence d'albumine médicamenteuse. Au contraire même, chez C... Jeanne (observation II), la quantité faible d'albumine que l'on trouvait à son entrée a diminué au point de devenir indosable.

Il faut aussi noter le succès très net du traitement cacodylique, les trois malades présentaient des mouvements choréiques extrêmement marqués, qui ont actuellement *complètement* disparu. En dehors du changement de milieu, de la bonne alimentation, du repos, conditions qui ont dû heureusement influencer la chorée, la constance, dans les trois cas observés, des effets du cacodylate de soude, démontre l'efficacité de ce médicament.

OBSERVATION IV

(In thèse Benoist, Paris, 1900).

Chorée intense. On a injecté à cette malade 45 centigrammes de cacodylate en vingt jours. — Guérison.

M... Louise, âgée de quatorze ans, entrée le 7 mai, salle Blache n° 4.

Antécédents héréditaires. — Père et mère bien portants; un frère en bonne santé : pas de nerveux ni de rhumatisants dans la famille.

Antécédents personnels. — L'enfant n'a jamais fait de maladie, bonne santé habituelle, mais a toujours été un peu nerveuse, pas du rhumatisme.

9 février. — Elle a eu une fracture de jambe, ce qui lui a causé une vive terreur.

Début de l'affection le 13 avril; l'enfant a été prise d'accès subits de pleurs abondants et de mouvements involontaires; les mouvements convulsifs ont débuté par le côté gauche, plus marqués au membre supérieur; ces mouvements, d'abord très légers, se sont accentués de plus en plus.

A son entrée le 8 mai, agitation intense, face grimaçante, mouvements incessants des paupières et des yeux, agitation continuelle des membres, le côté droit est plus affecté; mouvements incohérents, non rythmiques; il lui est impossible de saisir un objet, d'écrire et de se tenir debout.

Rien au cœur, ni aux poumons : pas de fièvre; l'enfant refuse de manger,

La sensibilité est légèrement augmentée, les réflexes tendineux sont exagérés, pas d'anesthésie pharyngée.

On lui fait une injection de 5 centigrammes de cacodylate de soude.

9 mai. — Même état, elle a eu dans la nuit une crise convulsive très forte. Deuxième injection de 5 centigrammes de cacodylate.

10 mai. — La malade semble encore plus agitée que la veille; contorsions de la tête et du cou, jette ses bras et ses jambes de tous côtés, se soulève de son lit et se heurte violemment à tous les objets qui l'entourent; pousse des cris incessants; les mouvements convulsifs sont encore plus exagérés lorsqu'on lui parle; elle est dans une agitation telle qu'on est obligé de la surveiller sans cesse; elle répond aux questions, mais sa parole est bégayante.

Troisième injection de 5 centigrammes de cacodylate.

11 mai. — La malade est moins agitée, crie moins et a reposé un peu la nuit dernière, elle mange et boit bien, alors que les jours précédents elle s'y refusait absolument. On fait une quatrième injection.

12 mai. — L'enfant est de moins en moins agitée, repose assez bien la nuit et ne crie plus du tout; on pratique une nouvelle injection de 5 centigrammes.

13 mai. — Son état s'améliore progressivement; elle n'est pas aussi agacée quand on lui parle et répond sans bégayer aux questions qu'on lui pose : sixième injection de 5 centigrammes.

14 mai. — Les mouvements ne sont plus aussi désordonnés, la malade arrive sans trop de peine au but à atteindre; elle arrive à écrire assez facilement.

Les jours suivants, elle a encore quelques petites crises convulsives, mais bien moins fortes que celles des premiers jours et qui sont survenues seulement quand on s'occupait d'elle.

On la laisse reposer six jours et, à partir du 20 mai, on fait une nouvelle série de six injections de cacodylate, mais de 25 milligrammes seulement, et depuis le 22 mai la malade est très calme, n'est presque plus agitée, écrit bien, et commence à se servir de ses mains sans faire de mouvements désordonnés.

Depuis le 23 mai elle mange et boit absolument seule, sans renverser ses aliments ni sa boisson; elle se lève et marche bien.

24 mai. — Elle ne présente plus que quelques petits mouvements choréiques des mains, qui disparaissent même complètement lorsqu'elle est seule.

Elle reste dans le service jusqu'au 11 juin sans prendre aucun médicament et part alors en convalescence, tout à fait guérie.

En somme, cette enfant a reçu six injections de 5 centigrammes de cacodylate, et six autres de 25 milligrammes séparées par six jours de repos, ce qui fait au total 75 centigrammes de cacodylate, dose relativement faible pour l'adulte.

Nous n'avons observé aucun phénomène d'intolérance, et l'examen des urines pratiqué à sa sortie a montré une augmentation du volume des urines, de l'urée et des phosphates, ce qui ne saurait surprendre, car c'est généralement ce qui a lieu dans la chorée, où il y a exagération de la désassimilation.

Il est donc intéressant de noter dans un cas semblable le succès très net du traitement cacodylique, car cette malade, qui présentait une chorée excessivement intense, a été guérie en trois semaines sous l'influence de cette médication. De plus, son poids a augmenté de 2kg,800 en un mois.

10 mai.

Volume	1250 cmc.
Densité	1077
Urée	27,75
Acide phosphorique	1gr.50
Albumine.	traces
Sucre	o

10 juin.

Volume	1400 cmc.
Densité	1018
Urée	29 grammes
Acide phosphorique	2gr.5
Albumine.	o
Sucre	o

OBSERVATION V

(in thèse de Charasse, Lyon, 1900).

Hémichorée hystérique.

Salle Montazet, n° 3, Léonie D..., treize ans le 28 mai. Père et mère vivants et bien portants. Elle a six sœurs et un frère, tous bien portants. Il n'y a pas de rhumatisant dans sa famille. Personnellement, elle n'a jamais fait de maladie avant celle qui l'amène à l'hôpital. L'an dernier, entre juillet et septembre, elle s'aperçut brusquement qu'elle était incapable de remuer le membre inférieur droit, le bras correspondant avait gardé ses fonctions. Elle ne souffrait pas, mais était incapable de marcher, elle ne sait si elle a eu de la fièvre, elle n'avait pas mal à la tête, ne vomissait pas. Cet état dura deux jours, peu à peu la mobilité volontaire reparaissait et la petite malade marchait de nouveau. Mais en même temps tout le côté droit (membre inférieur, membre supérieur, côté de la face) était agité de petits mouvements brusques, incoordonnés et involontaires, d'étendue très limitée, mais qui rendaient la malade maladroite. Cet état dure encore actuellement, les secousses sont prépondérantes aux deux membres droits, parfois elles se réduisent au soubresaut d'un tendon, rarement il se produit de grands mouvements, ils s'exagèrent pendant l'observation, à la face ; la commissure labiale est, par instant, attirée en haut et en dehors, tremblement des doigts.

La force musculaire est bien conservée, elle est à peu près égale des deux côtés. Il n'y a pas d'atrophie apparente. Les réflexes sont normaux. Rien au poumon, au cœur souffle systolique. La malade n'a jamais été rhumatisante.

Les urines sont claires, à réaction acide, et ne contiennent ni sucre, ni albumine, la quantité par jour est 1400.

Soumise dès son entrée aux injections sous-cutanées de cacodylate de soude, elle n'a ni diarrhée ni constipation, l'appétit n'est pas non plus modifié au bout de huit jours, mais les mouvements involontaires sont moins forts et moins étendus.

La malade pèse 43 kilogrammes le 8 juin, 46 le 23 juin.

Les mouvements choréiques, qui ont beaucoup diminué d'intensité les premiers jours, continuent à diminuer avec une certaine lenteur.

Les urines ne contiennent toujours pas d'albumine.

OBSERVATION VI

(Thèse Charasse, Lyon 1900.)

Théorie hystérique.

Salle Montazet, n° 2, M... Catherine, dix-sept ans, 27 mai.
Parents bien portants, quatre frères bien portants.

Quelques antécédents rhumatismaux dans la famille. point de névropathiques. Personnellement, excellente santé habituelle, pas de maladie antérieure Réglée à quatorze ans irrégulièrement. Nullipare.

L'affection actuelle a débuté, il y a huit mois, par des vomissements presque complets et quotidiens survenant presque immédiatement après chaque repas, contenant les aliments récemment ingérés, sans traces de sang. Bonne santé dans l'intervalle des vomissements. Amaigrissement pas très considérable, ces phénomènes se sont produits pendant quatre mois; depuis quatre mois ils ont à peu près disparu, et actuellement la malade ne vomit qu'à de très rares intervalles; de temps à autre, renvois acides, ce sont là tous les symptômes digestifs qu'elle présente.

Mais, dès le début de ces phénomènes, la malade était nerveuse, de caractère irritable, pleurant facilement.

Elle avait présenté au début quelques secousses involontaires et cet état d'agitation s'est progressivement développé. De temps en temps s'ajoutent quelques symptômes rhumatismaux : douleur dans le coude, le rachis, à l'occasion des variations thermiques, mais sans gonflement, sans rougeur et sans fièvre. La malade n'a jamais eu de crise nerveuse véritable, mais a quelquefois la sensation de boule.

Actuellement le corps tout entier est agité de secousses presque continuelles, cessant pendant le sommeil, mais non influencées par la volonté. Les secousses générales sont parfois assez fortes pour secouer le lit. Les secousses limitées ne sont pas assez intenses pour empêcher la marche, la préhension des aliments, la digestion, la parole, la malade n'est pas même maladroite, elle ne présente aucun trouble psychique. Les mouvements involontaires consistent :

A la face, en clignements de la langue.

Au cou, en rotation brusque de la tête d'un côté à l'autre.

Aux membres supérieurs, en haussements d'épaule, mouvements de supination et de pronation, en tremblement digital de caractère variable. Aux membres inférieurs, en rotation de la jambe, extension et flexion des orteils, pas de signe subjectif. Objectivement, la sensibilité générale est augmentée : hyperesthésie à la piqûre, de l'exagération des réflexes rotuliens. Cependant le réflexe pharyngien est diminué. La pression sur les régions ovariennes, surtout droite, sus-mammaire et sur le ventre réveillent faiblement la sensation de boule.

La face est vivement colorée, les yeux brillants, à fleur de tête, le nez élargi à sa base, les pommettes saillantes, la voûte palatine ogivale. Aucune autre particularité somatique. T. $= 37°9$.

Les urines sont claires et ne contiennent ni sucre ni albumine.

Soumise dès son entrée aux injections sous-cutanées de cacodylate de soude, à raison de deux par jour. La malade pèse à l'entrée 50 kilogrammes.

Le 8 juin, elle trouve son appétit beaucoup augmenté, les mouvements involontaires sont moins étendus et moins forts; son lit n'est plus secoué par ses mouvements; pesée le 8 juin, elle pèse 52 kg. 500. Pas d'autre mode d'intolérance.

Observations recueillies dans le service de M. le professeur Lannois, à l'Antiquaille.

OBSERVATION VII (résumée).

Chorée intense ayant débuté après l'ablation d'une dent.
Guérison par le cacodylate de soude.

Louise V..., quinze ans, couturière, sans antécédents nerveux héréditaires, a présenté des convulsions dix fois, entre un et trois ans, mais n'a jamais eu depuis ni crises, ni boule à la gorge. Elle a eu une scarlatine sérieuse à treize ans, pendant laquelle elle a déliré. — Ses règles se sont installées pendant cette scarlatine, mais ne sont revenues que trois fois depuis.

On s'apercevait depuis quelque temps que son caractère changeait (elle avait d'ailleurs eu des contrariétés pour le choix de sa profession), elle se plaignait d'un peu de faiblesse du bras et de la jambe gauches, lorsque, le 13 juillet, elle se fit arracher une dent. Le lendemain, elle fut agitée, rit et pleura sans motif, délira plusieurs nuits de suite et commença à remuer du côté gauche ; la nuit suivante, elle fut agitée, délira, et cet état dura huit jours.

A l'entrée (11 août 1900), chorée intense, mouvements incessants des bras, du tronc, des membres inférieurs, très irréguliers et arythmiques.

La tête est sans cesse en mouvement, la face grimaçante, la langue agitée de mouvements choréiques qui rendent la parole difficile, d'autant plus que de grandes inspirations viennent couper les phrases. Elle ne peut ni s'habiller ni manger seule, etc.

L'état psychique semble peu modifié, mais la mémoire est très diminuée.

Pas de troubles nets de la sensibilité, qui paraît cependant diminuée au niveau des avant-bras. Zone hyperesthésique au niveau des ovaires, surtout à gauche, des seins, des régions sus-épineuses.

La malade a un léger disque d'albumine. De plus, elle présente un souffle systolique rude, qui s'entend dans toute la région précordiale et se propage du côté de l'aisselle. Elle a de la tachycardie : 110 à 120 pulsations, et même 140 dans la position d'Azoulay.

La malade était sans modifications appréciables, malgré un traitement par le bromure et la liqueur de Fowler à la dose de X gouttes, lorsque, le 22 septembre, elle fut mise aux injections sous-cutanées de cacodylate de soude. Celles-ci furent faites journellement à la dose de 2, puis de 4 centigrammes, et furent continuées sans interruption jusqu'au 8 octobre. En moins de huit jours l'état était redevenu presque normal, et la malade était complètement guérie lorsqu'on cessa les injections, malgré un reste d'instabilité générale. L'albumine a disparu.

La jeune malade revint à la consultation gratuite au commencement de novembre ; quelques légers mouvements existaient encore dans les doigts. On lui prescrit alors 4 centigrammes de cacodylate à prendre par la bouche et tout rentre rapidement dans l'ordre.

OBSERVATION VIII (résumée).

Hémichorée droite ayant débuté dans la convalescence d'une rougeole. — Guérison par le cacodylate de soude.

La nommée Marie Del..., âgée de seize ans, domestique, a des parents nerveux et emportés. Elle qualifie de même plusieurs ascendants du côté paternel et maternel. — Rien de particulier à signaler chez elle, sinon qu'ayant vu un mort à l'âge de six ans, elle en eut une vive impression et est restée peureuse ; elle n'ose passer seule dans un cimetière et ne sortirait pas seule dès la nuit tombée. Jamais de crises nerveuses et pas de stigmates hystériques en dehors de zones hyperesthésiques ovariennes et mammaire droite. — Réglée à treize ans régulièrement.

23 juillet. — *Rougeole* pour laquelle elle fait un séjour à la Charité jusqu'au 13 août. Quinze jours après la disparition de l'exanthème, alors qu'elle était encore à la Charité, apparition des mouvements choréiques. Elle n'a vu aucune personne présentant une affection semblable à la sienne.

Les mouvements ont débuté dans le membre supérieur droit ; elle était maladroite, laissait tomber les objets. Puis son entourage a remarqué qu'elle grimaçait du côté droit, avait des battements des paupières, enfin la gêne de la parole... En même temps les mouvements s'étendaient au membre inférieur droit, agitant le pied, le genou qui plie quand elle marche, etc. — Les mouvements sont restés très nettement limités du côté droit.

Caractère un peu changé : la malade se dit énervée, pleure facilement. La mémoire, l'attention, l'association des idées sont diminuées.

Entrée le 31 août : on lui prescrivit de la liqueur de Fowler (X gouttes), des bains sulfureux, des frictions alcooliques. Lorsque je repris le service, il fut noté le 13 septembre que les mouvements n'étaient pas modifiés depuis l'entrée, mais qu'ils cessaient parfois un instant, lorsqu'elle était assise et au repos complet.

Elle fut mise aux injections de cacodylate de soude le 22 septembre, comme il a été indiqué plus haut. L'effet fut très remarquable : dès la quatrième ou cinquième injection, elle ne bougeait plus. Les injections furent cependant continuées pendant quinze jours ; à ce moment la malade sortit complètement guérie.

OBSERVATION IX (résumée).

Chorée récidivante. — Hystérie concomitante. — Amélioration rapide par le cacodylate de soude.

La nommée Joséphine H..., âgée de seize ans, couturière, n'a pas d'antécédents névropathiques bien marqués : une tante est « tombée en enfance » à quarante-cinq ans, peu avant de mourir, et elle a eu un frère qui boite depuis qu'il a commencé à marcher, mais tout le reste de la famille est sain.

Elle a uriné au lit jusqu'à six ans. Réglée à seize ans, elle a eu ménorragies très abondantes, se renouvelant souvent tous les quinze jours, très douloureuses et s'étant accompagnées dès le début de crises hystériques. Quinze jours avant son entrées elle avait eu aussi deux grandes crises. Elle a d'ailleurs des zone, hystérogènes évidentes, ovariennes, sous-mammaires, céphaliques, rachidiennes, une sensibilité cutanée irrégulière et un léger degré de rétrécissement du champ visuel.

De plus, la sœur qui l'accompagne (elle est dans une institution religieuse) raconte qu'à l'âge de douze ans elle a eu de la chorée : elle ne pouvait rester immobile, jetait les bras, les jambes, etc. Cet état n'a pas duré longtemps, mais a reparu au moins deux fois, notamment au moment de l'apparition des règles.

La récidive actuelle a commencé il y a environ un mois : elle a des mouvements irréguliers des doigts, qui s'agitent isolément. Elle reste difficilement debout, remue tantôt une jambe, tantôt l'autre. Les mouvements ont cependant une prédominance marquée pour le côté gauche.

Il en est de même de la face, où les mouvements sont presque continuels, surtout au niveau de la commissure gauche ; elle fait assez fréquemment entendre un bruit expiratoire, et semble faire claquer la langue sur le voile du palais.

La respiration est un peu rapide, irrégulière et saccadée : 14 par minute. Il est facile de s'assurer que ces irrégularités sont produites par des secousses du diaphragme, qui font tomber l'abdomen d'une façon intermittente.

Durant son séjour (elle était entrée le 28 juin), la malade fut soumise à divers traitements par l'antipyrine, le bromure, le bleu de méthylène ; mais elle était très peu modifiée lorsque, le 22 septembre, on commença chez elle les injections de cacodylate de soude. Au bout de huit jours, il y avait une amélioration manifeste, les grimaces de la face avaient presque totalement disparu, et il fallait lui tenir assez longtemps les mains pour percevoir encore quelques mouvements dans les doigts ou l'avant-bras. Toutefois, ces mouvements atténués persistèrent encore plus de trois semaines, mais la malade ne bougeait plus, lorsqu'elle sortit dans les premiers jours de novembre.

Le traitement semble avoir eu une action également très favorable sur l'état général de la malade, qui était très anémiée par ses abondantes ménorragies.

Nous rapportons *in extenso* l'observation qui suit en raison des troubles nerveux graves présentés par la malade : « Pour connus qu'ils soient, dit M. Lannois[1], les troubles psychiques portés à un si haut degré dans la chorée de Sydenham ne sont pas communs, et il y aurait certainement intérêt à publier toutes les observations de ce genre pour arriver à une connaissance plus exacte de l'état mental dans la chorée. La malade est restée plusieurs semaines dans un état de confusion mentale grave avec hallucinations, même après la disparition complète des mouvements choréiques. »

OBSERVATION X

Chorée grave pendant la convalescence d'un rhumatisme articulaire aigu. Confusion mentale.

C..., Marie, couturière, vingt ans, entre le 31 août (renseignements fournis par la mère).

Antécédents héréditaires : Père mort à quarante-trois ans d'une attaque; pas d'alcoolisme, au dire de la mère; pas de nervosisme. Mère, cinquante-huit ans, un peu impressionnable; n'a jamais eu de crises de nerfs.

Grands-parents paternels : Grand-père mort à trente-quatre ans de « coliques »; pas nerveux, probablement pas alcoolique. Grand'mère morte à soixante-douze ans, bonne santé habituelle. Un oncle paternel mort d'une « attaque », à cinquante ans.

Grands-parents maternels : Grand-père mort à soixante et un ans, d'affection de l'estomac, pas nerveux, pas alcoolique. Grand'mère morte à quatre-vingt-quatre ans, d'affection de poitrine, pas nerveuse, pas alcoolique.

[1] *Lyon médical,* 27 janvier 1901.

Quatre tantes maternelles et un oncle maternel seraient morts de phtisie.

Frères et sœurs : 1° un frère, âgé de trente et un ans, en bonne santé ; 2° et 3° deux frères morts à quatorze et à six mois, le premier d'un transport au cerveau, le deuxième en nourrice ; 4° un frère, vingt-cinq ans ; 5° Un frère, âgé de ving-deux ans, nerveux, vif ; 6° une sœur, âgée de vingt et un ans, impressionnable ; 7° la malade ; 8° un frère, âgé de dix-sept ans, bonne santé, cependant un peu délicat et nerveux.

Jamais de fausses couches.

Antécédents personnels : La grossesse de la mère a été assez pénible. La mère a eu à ce moment le ver solitaire et a souffert pendant toute sa grossesse. L'accouchement s'est fait à terme, dans les conditions normales, sans asphyxie de l'enfant à sa naissance.

Age de la marche : douze mois. Premières dents à dix-huit mois, après d'assez vives douleurs. Début de la parole à quinze mois.

L'énurèse nocturne a disparu de bonne heure.

Premières règles à treize ans, toujours régulières.

Maladies antérieures : Rougeole à six ans. Scarlatine à sept ans. Pas de convulsions.

Bonne santé jusqu'à ces derniers mois.

La malade travaillait beaucoup, même trop, au dire de son entourage.

Pas de stigmate de syphilis héréditaire ni acquise. Pas d'alcoolisme.

État nerveux antérieur : la malade a toujours été impressionnable. Elle avait des terreurs dans l'obscurité, n'osait pas rester seule le soir. Elle a été élevée jusqu'à quatorze ans par une tante qui lui racontait des histoires de revenants qui paraissent l'avoir vivement impressionnée. A son retour dans sa famille, on parvint cependant à diminuer cette frayeur de l'obscurité sans la faire disparaître complètement. La malade n'a jamais eu d'ennuis, elle était d'un caractère gai.

Début de l'affection actuelle il y a deux mois et demi, par une douleur dans l'épaule gauche. La douleur a diminué par l'application d'un vésicatoire, mais elle est apparue ensuite à l'épaule droite et, depuis lors, a parcouru successivement les genoux, le cou-de-pied, les doigts. Les articulations n'ont pas sensiblement augmenté de volume. Cet état a duré deux mois environ. La malade a pris du salicylate de soude pendant quelques jours seulement; elle a été traitée le reste du temps par des topiques. Après une amélioration de quelques jours, qui paraît avoir été sous la dépendance du salicylate, est apparue une vive céphalée frontale, avec douleur à la nuque et à la colonne vertébrale. En même temps la raison s'ébranla : la malade se mit à délirer. Elle s'imaginait qu'on disait qu'elle était folle; elle croyait voir des gens qui la regardaient par un trou. Cet état a persisté jusqu'à maintenant.

Par moment, la malade a des idées raisonnables, mais elle oublie presque aussitôt ce qu'elle voulait dire. La céphalée a diminué depuis huit jours environ, à la suite de l'application d'une vessie de glace sur la tête et de l'ingestion de calomel. Au début de la céphalée, la malade a eu de violentes douleurs abdominales. Elle était à ce moment au début de sa période menstruelle.

Il y a huit jours, lorsque la céphalée a diminué, sont apparus des mouvements choréiques arythmiques, d'abord à la figure et à la langue. La malade faisait des grimaces avec les yeux et la bouche; la parole était notablement gênée. Puis les mouvements choréiques ont envahi les membres, surtout les membres supérieurs; le corps aussi a été pris de mouvements choréiques arythmiques.

A ces accidents se sont ajoutées de véritables crises de nerfs. Le premier jour de la céphalée (il y a quinze jours), crise de hoquet ayant duré une heure environ; par moments, mouvements convulsifs avec cris, grincements de dents, sans écume aux lèvres, ni morsures de la langue, ni incontinence d'urines; des pleurs terminent la crise, qui évolue sans perte de connaissance. La malade a pris deux de ces crises au début; depuis ce temps, une tous les deux jours, en moyenne.

La nuit, insomnie persistante, surtout pendant les huit jours de céphalée ; depuis ce moment, la malade dort peu ; mais quand elle dort, son sommeil est paisible.

Depuis quinze jours, la malade n'a pris que du lait. Constipation, d'ailleurs habituelle.

La température, prise par le médecin traitant, n'a pas dépassé 38°5.

Actuellement, la malade est dans un état d'agitation incessante, fait de grands mouvements dans son lit, remue les bras et les jambes, fait des grimaces, etc. Elle est couverte d'ecchymoses sur les bras et le tronc.

C'est à peine si l'on peut tirer d'elle quelques monosyllabes et lui faire tirer la langue après plusieurs injonctions. Elle paraît effrayée et irritée si on lui parle des hallucinations qu'elle a eues ; elle semble d'ailleurs en avoir encore, car elle a parfois un geste d'effroi et se retourne brusquement pour regarder en arrière. — Insommie presque camplète.

Elle fait des matières dans son lit ou à côté de son lit. Elle refuse de manger, et on est obligé de la nourrir à la cuillère en lui desserrant les dents.

La température est au-dessus de 38 degrés, de 38°2 à 38°9. — Pas d'albumine ni de sucre.

En prenant le service, à la date du 10 septemhre, je trouve la malade dans le même état, non calmée par l'opium et la morphine. Prescription : 6 grammes de chloral.

Le chloral est en effet un sédatif vraiment extraordinaire sur les mouvements, qui avaient presque totalement disparu au bout de trois jours. Dès les premières cuillerées, la malade avait dormi et la température était redevenue normale pour ne plus se relever. Mais l'état psychique resta le même.

A la date du 20 septembre, on note qu'elle a toujours ses hallucinations, appelle sa sœur sur un ton gémissant ; dit qu'elle veut l'aller voir, ne répond pas aux questions, a encore souillé son lit. A ce moment on la met aux injections de cacodylate de soude, d'abord à 2, puis à 4 centigrammes.

L'état mental se modifia nettement dans les jours qui suivi-

`rent : elle répondit aux questions de l'externe qui lui faisait les injections et on put la lever. Toutefois elle conserva jusqu'au 4 octobre ses hallucinations. Lorsqu'elle était debout, elle regardait autour d'elle d'un air un peu effrayé, disait voir des crapauds dans les coins de la salle, en avoir un dans la gorge. Un jour qu'elle retirait vivement un de ses pieds et qu'on lui en demandait la raison, elle répondit qu'un serpent venait de la piquer...

Dans la nuit du 15 au 16 octobre elle urina encore au lit. Mais à partir de ce moment, tout rentra dans l'ordre assez rapidement. La malade, qui avait beaucoup maigri, reprit de l'embonpoint : elle ne pesait que 46 kilogrammes quelques jours après le commencemeut du traitement par le cacodylate, et 49 kilogrammes trois semaines après.

Il est à noter qu'à aucun moment elle ne prit de crises semblables à celles qu'on avait vues dans sa famille et qu'elle ne présentait aucun stigmate d'hystérie.

OBSERVATION XI (résumée).

Chorée grave. Guérison par le cacodylate de soude et le chloral.

M. C..., âgé de quinze ans, ayant échoué à un examen au mois de juillet, fut envoyé à Dijon dans une institution dans les derniers jours du mois d'août. Mais là on s'aperçut aussitôt qu'il était dans un état nerveux qui lui rendait tout travail impossible et il fut renvoyé à sa famille au bout de huit jours.

Il appartient à une famille névropathique. Le pére est très nerveux, très emporté et violent ; la mère a pris des crises de nerfs et une sœur plus âgée est atteinte d'une neurasthénie grave pour laquelle elle a déjà fait deux séjours à Divonne,

On me montre le malade pour la première fois le 14 septembre. Ce n'est pas sans difficulté qu'on l'a amené, à cause de son agi-

tation incessante : les bras, le tronc, les jambes sont continuellement en mouvement. Il a des grimaces de la face, ne peut
tirer la langue, etc. Il ne peut rester assis un instant.

Il s'exprime grossièremeut contre son habitude : il a de l'insomnie, saute parfois à bas de son lit et court dans toutes les
pièces de la maison. Il est devenu méchant, répond mal à sa
mère, frappe un frère plus jeune, etc. Il est incapable de s'ap-
pliquer un instant et même de lire.

Le traitement indiqué ci-dessus lui fut prescrit (drap mouillé
et frictions sèches, repos au lit, un litre et demi de lait par
jour, deux pilules de cacodylate de soude de 2 centigrammes, et
2 grammes de chloral en raison de l'insommie et de l'agitation
nocturne.

Quinze jours après, lorsqu'on le ramena, amélioration très
évidente de tous les symptômes : le cacodylate est porté à
8 centigrammes. A sa troisième visite, au bout d'un mois de
traitement, le malade était complètement guéri depuis plusieurs
jours.

OBSERVATION XII (inédite).

Due à l'obligeance de M. le Dr Roque.

*Chorée intense chez une hystérique. — Guérison par le
cacodylate de soude.*

X... Françoise, âgée de dix-sept ans, giletière ; entrée à l'hôpital
dans le service de M. Roque, le 26 octobre 1900, salle Sainte-
Marie, n° 6.

Père mort à trente-sept ans de pneumonie. Mère très nerveuse
avec des tics de la face ; très irritable, pleure facilement ; n'a jamais
eu de crises. — Une sœur en bonne santé. — Il n'existe pas dans
la famille d'antécédents rhumatismaux, ni névropathiques en
dehors de l'hérédité maternelle.

Personnellement n'a jamais eu de maladies infectieuses : pas
de rhumatismes ; à huit ans, la malade a été soignée à la Charité

pour une danse de Saint-Guy qui a duré un mois et demi ; les mouvements intéressaient surtout la face ; depuis elle a gardé quelques tics de la face, aux commissures labiales et aux paupières.

Réglée à onze ans, toujours assez irrégulièrement. La malade a été toujours très nerveuse, très irritable, sujette à de violentes colères qui se terminaient par des crises de larmes — n'a jamais eu de crises convulsives

Il y a quinze jours, à la suite d'une discussion violente avec sa sœur, le 8 octobre, elle eut une crise de larmes ; Le lendemain au réveil elle avait des mouvements désordonnés dans les quatre membres, prédominants pourtant dans le côté droit. — Dès le premier jour, la parole fut embarrassée : la malade se faisait difficilement comprendre ; elle était obligée de manger de la main gauche, ne pouvant tenir sa cuillère dans la main droite.

A l'entrée, l'aspect général est bon, quoique la malade ait déjà maigri ; les mouvements rythmiques sont très marqués dans les membres supérieurs : les épaules se soulèvent continuellement ; les bras s'incurvent et se rapprochent du tronc, sans rythme spécial, plusieurs fois par minute. Les mains, les doigts sont animés de mouvements irréguliers et incessants. La tête même se dévie brusquement par instant d'un côté à l'autre : les yeux sont égarés mais il n'y a pas de tic facial vrai. La parole est hésitante, brusque ; les mouvements prescrits, d'ouvrir la bouche, de tirer la langue, s'exécutent de façon saccadée, spasmodique. La malade peut encore manger seule, avec peine, en se salissant beaucoup, et en se servant de sa main gauche moins atteinte que la droite. Debout, la malade ne peut se tenir immobile ; elle tord les reins, les courbe, et, par moment, s'affaisse à demi pour se redresser brusquement.

Tous les mouvements sont exagérés par l'examen un peu prolongé.

La malade est triste, irritable, pleure et crie sans motif. Se plaint surtout de ne pas dormir. Elle est agitée toute la nuit et ne cède au sommeil que le matin vers 4 heures.

A l'examen, on note comme stigmates hystériques : de l'anesthésie de la cornée et de la conjonctive, et du pharynx ; de l'ovarie double, un peu d'hyperesthésie dans la région sous-mammaire droite et au niveau de la sixième vertèbre dorsale ; de l'analgésie incomplète de tout le côté droit du corps ; sans anesthésie tactile à ce niveau. Les piqûres, même profondes, sont perçues mais bien tolérées et ne saignent pas.

Rien au cœur, rien dans les urines, pas de traces, le pouls est à 80.

La malade est isolée ; on donne un tube froid le matin, un grand bain chaud le soir, suivi d'une affusion froide, et une potion avec 4 grammes de bromure de potassium et 2 grammes de chloral.

4 novembre. — Après huit jours complets du traitement, on constate l'aggravation de tous les symptômes : la malade ne peut plus manger seule, les troubles psychiques sont plus marqués, la parole est plus difficile, et cette difficulté que ressent la malade provoque des accès de colère et des crises de larmes. Seul, le sommeil est un peu revenu.

On suspend les affusions froides. On continue les grands bains tièdes du soir et la potion de 3 grammes de chloral pour la nuit ; pour le jour on donne 4 grammes d'antipyrine,

15 novembre. — Aggravation considérable ; la malade est confinée au lit, on est obligé de la maintenir avec un drap pour l'empêcher de tomber : la tête est brusquement projetée d'un côté à l'autre sur l'oreiller. La parole est incompréhensible. L'alimentation, très difficile, exige beaucoup de patience et d'attention. Pas de température. Amaigrissement. On institue le traitement par le cacodylate de soude (5 centigrammes en injection rectale).

22 novembre. — Pas d'amélioration sensible ; l'état reste le même : les nuits sont plus calmes ; la malade dort tranquille quatre ou cinq heures ; dans la journée, en dehors du repos et des périodes d'examen, elle aurait des heures de calme relatif ; plusieurs fois émission d'urine dans le lit. On décide d'employer le cacodylate de soude en injections sous-cutanées de 2 grammes, une matin et soir.

25 novembre. — L'amélioration est appréciable. La langue

est moins embarrassée , la malade a pu dire son nom ; les mouvements sont moins violents ; — bon sommeil.

28 novembre. — La malade n'est plus attachée ; les mouvements persistent, mais elle ne risque plus de se briser ; la tête reste immobile ; elle commence à rire, essaye de tenir sa cuillère.

30 novembre. — Le matin elle a pu s'asseoir sur son lit et manger seule quelques cuillerées de soupe. La parole encore hésitante se comprend bien.

4 décembre. — La malade s'est levée et a pu marcher. Elle parle bien, mange seule. Elle essaye de coudre.

7 décembre. — La malade circule dans la salle. Il ne persiste que de la brusquerie dans les mouvements, qui tous s'exécutent bien : elle est très calme, a essayé de coudre.

12 décembre. — La malade, qui depuis le 7 n'avait plus qu'une seule piqûre, peut être considérée comme guérie. Elle peut écrire et coudre.

Elle réclame sa sortie pour aller à la campagne.

OBSERVATION XIII (inédite).

(Recueillie dans le service de M. le professeur Weill)

Chorée récidivante traitée par le beurre arsenical et le cacodylate de soude. — Guérison.

Andrée T..., âgée de huit ans, entrée à l'hôpital (Charité) le 12 juin 1899, dans le service de M. Weill, salle Saint-Ferdinand, n° 17 *bis*.

Pas de renseignements sur les antécédents ; depuis un an, l'enfant est élevée dans un orphelinat ; au dire de l'enfant, sa mère serait morte il y a trois ans et demi, de pneumonie ; son père serait actuellement soigné à l'Hôtel-Dieu pour affection pulmonaire. Personnellement, bonne santé habituelle.

Il y a un an, à la suite d'une frayeur occasionnée par une histoire que lui racontait sa grand'mère, apparaît la chorée, qui dura six mois et fut traitée par l'antipyrine. Les mouvements ont reparu il y a un mois et demi. Actuellement, mouvements choréiques localisés surtout aux muscles du cou et des membres supérieurs ; ces mouvements sont influencés par la volonté et cessent pendant le sommeil ; pas de troubles psychiques ; les réflexes rotuliens sont normaux ; pas de troubles de la sensibilité. Rien au cœur, ni aux poumons ; pas d'albumine.

Traitement : On a commencé le traitement le 12 juin, par le beurre arsènical.

12 juin	0,005 d'acide arsénieux
14 —	0,010 —
16 —	0,015 —
18 —	0,020 —
20 —	0,025 —
22 —	0,030 —
24 —	0,025 —
26 —	0,020 —
28 —	0,015 —
30 —	0,010 —
2 juillet	0,005 —

7 juillet. — Amélioration notable depuis cinq jours : elle ne présente plus que quelques petits mouvements des mains et de la face.

L'enfant sort de l'hôpital.

4 août. — L'enfant entre de nouveau à l'hôpital.

Depuis quelque temps l'enfant bouge davantage : les mouvements sont localisés aux muscles du cou et des épaules : la tête est tournée soit d'un côté ou de l'autre ; les épaules sont soulevées ; quelques mouvements dans les commissures des lèvres ainsi que dans les membres supérieurs et inférieurs. Pas de troubles psychiques, pas de troubles sensitifs ni sensoriels.

Traitement : On donne le beurre arsenical.

6 août	0,005 d'acide arsénieux
8 —	0,010 —
10 —	0,015 —

13 août .	0,020 d'acide arsénieux	
17 —	0,025	—
20 —	0,030	—
22 —	0,025	—
24 —	0,020	—
28 —	0,015	—
4 septembre	0.010	—
8 —	0,005	—
11 —	0,010	—

13 septembre. — Suppression du traitement par le beurre arsenical. Le traitement arsenical est bien toléré, pas de troubles digestifs ; l'enfant avait un peu pâli ; se plaint de maux de tête. Les mouvements ont diminué dans une faible proportion.

20 septembre. — On a institué le traitement par le cacodylate de soude en injection sous-cutanée de 0,02 ; on continue les injections tous les jours.

6 octobre. — On ne remarque pas une amélioration sensible. État presque stationnaire. On porte la dose du cacodylate à 4 centigrammes. Pas d'albumine dans les urines.

13 octobre. — On note une amélioration considérable ; il y a diminution des mouvements.

31 octobre. — L'amélioration est assez nette ; l'enfant est plus calme. Il persiste cependant encore quelques petits mouvements.

22 novembre. — Depuis trois jours l'enfant se plaint de maux de tête ; elle avait eu au début des nausées, sans vomissements ; sa température s'est élevée, et hier elle arrivait à 39°6 ; pas d'éruption sur le corps. Aujourd'hui on constate sur les lèvres, à chaque commissure labiale, l'apparition d'un groupe de vésicules herpétiques ; la malade ne se plaint pas de souffrir de la gorge ; pourtant, à l'examen de la bouche, on trouve des vésicules rompues sur la voûte palatine, des amygdales rouges avec des vésicules d'herpès à leur surface, surtout sur l'amygdale gauche ; adénite cervicale à gauche. On attribue ces accidents

plutôt à une angine qu'au médicament. On supprime le traitement.

26 décembre. — On recommence le traitement cacodylique. On débute par 2 centigrammes de cacodylate en injection sous-cutanée.

5 janvier 1901. — Depuis le 26 décembre on injectait tous les jours (sauf dimanche) 2 centigrammes de cacodylate. Aujourd'hui, après la dixième injection, on note une amélioration considérable. Pas d'albumine dans l'urine.

18 janvier. — Amélioration nette. La malade ne bouge presque pas.

28 janvier. — La malade ne bouge plus du tout; on la considère comme guérie. On cesse le traitement. La malade reste dans le service pendant quelques jours sans traitement, elle sort du service complètement guérie, le 3 février.

OBSERVATION XIV (inédite, résumée).

(Recueillie dans le service de M. le Dr Weill).

Chorée intense et récidivante. — Tout traitement échoue.

Marguerite G..., trois ans; père et mère bien portants; pas d'antécédents nerveux, ni rhumatismales dans la famille. La malade a eu la coqueluche à deux ans. Pas de rhumatisme, pas de convulsions. Chorée. Incontinence urinaire.

Guérison après trois semaines de traitement par le vanadate de soude. Récidive deux mois après. Deuxième atteinte. La malade est traitée par le beurre arsenical; rougeole intermittente; la malade passe aux rougeoleux. Pendant ce temps, persistance de quelques tics. Quinze jours après, la malade entre à nouveau dans le service. Récidive rapide. On la traite par le beurre arsenical : guérison après vingt jours du traitement.

Nouvelle récidive après trois mois. Chorée intense. Un nou-

— 86 —

veau traitement au beurre arsenical échoue. On a institué le traitement cacodylique : les injections sous-cutanées du cacodylate
n'ont pas amélioré la malade. L'injection d'apomorphine a provo-
qué des crises délirantes sans modifier les mouvements choréiques : ce sont plutôt des tics. La malade sort du service non
améliorée.

OBSERVATION XV (personnelle).

*Chorée plusieurs fois récidivée. — Guérison
par le cacodylate de soude.*

R... Madeleine, âgée de quatorze ans, entre à l'hôpital le
1er décembre 1900, dans le service de M. le Dr Lannois.

Dans ses antécédents héréditaires, il n'y a pas de maladies nerveuses, ni de rhumatisants. La mère et une de ses sœurs sont,
paraît-il, un peu nerveuses, mais n'ont jamais pris de crises.

L'enfant est née en état d'asphyxie; on était obligé de la
flageller. A trois mois, l'enfant a été atteinte de bronchite. Ébau-
che du rachitisme à un an. Rougeole à quatre ans. Jamais de rhumatisme. Pas d'état nerveux antérieur. Vers sept ans, l'enfant eut
un érysipèle de la face, très pyrétique, qui dura trois semaines.
A la même époque, elle eut une frayeur à la suite d'une scène
de ménage, et un mois après apparut la chorée. Les mouvements
choréiques ont débuté par le membre supérieur, puis le membre
inférieur du côté gauche se mit à bouger. Ces mouvements
étaient peu intenses, mais la malade devint très maladroite, très
instable, ne pouvait rester en place; caractère irritable, l'enfant
pleurait à tout propos, se mettait en colère pour des motifs des
plus futiles, parfois s'arrachait les cheveux. La malade fut envoyée
à la Charité où elle resta un mois et d'où elle sortait guérie. Un
an après, les mouvements reparurent; nouveau séjour à la Charité,
nouvelle guérison. Une troisième attaque fut soignée au couvent
et guérie par des douches. Il y a trois mois, les mouvements ont

reparu. Récidive pour la quatrième fois. La malade entre dans le service de M. Lannois.

1er décembre. — A l'examen, les mouvements choréiques sont d'amplitude moyenne, localisés surtout du côté gauche, mouvements de torsion du tronc sur son axe, soulèvement des épaules, mouvements alternatifs de flexion et d'extension des membres supérieurs et inférieurs.

La face n'est pas indemne; au début de cette attaque nouvelle, elle était tiraillée continuellement, la langue était agitée de mouvements incessants. La parole est impossible. Aujourd'hui, les mouvements ont diminué à la face; le côté gauche est toujours tiraillé, le buccinateur en particulier détermine au milieu de la joue une petite fossette. La langue est moins agitée, mais par moment elle claque contre la voûte palatine. Pas de grognements, pas de coprolalie.

Traitement : on met la malade aux injections hypodermiques du cacodylate dès son entrée dans le service ; le 1er décembre, on débute par 2 centigrammes.

16 décembre. — Sous l'influence des injections de cacodylate de soude, d'abord 2 centigrammes, quelques jours après 4 centigrammes, maintenant 6 centigrammes, les mouvements choréiques ont notablement diminué d'intensité ; le médicament est bien supporté. L'injection est faite tous les jours sauf dimanche.

5 janvier 1901. — Le cacodylate a été interrompu pendant huit jours ; pendant ce temps, les mouvements qui étaient déjà sensiblement diminués ont augmenté de nouveau.

La malade reçoit actuellement 8 centigrammes de cacodylate.

15 janvier. — Amélioration. Les mouvements ont diminué d'amplitude et de fréquence, mais persistent encore ; pas d'albumine.

21 janvier. — Les mouvements diminuent progressivement, mais lentement. Poids : 37 kilogrammes.

28 janvier. — Amélioration assez nette. Les grands mouvements (de l'épaule, du tronc, des membres dans leur ensemble) ont presque disparu les mouvements des mains et de la face persistent encore.

14 février. — Tous les mouvements ont diminué considérablement, les grands mouvements ont complètement disparu. Il persiste encore quelques secousses rares à la commissure labiale et de petits mouvements fibrillaires aux doigts.

23 février. — La malade ne bouge presque pas. Persistance de temps en temps des petits mouvements fibrillaires des doigts. La malade peut être considérée comme guérie. Poids : 40 kg. 500. La malade a engraissé. On cesse le traitement. On laisse la malade en observation pendant quelques jours.

28 février. — La guérison se maintient. La malade sort du service.

OBSERVATION XVI (personnelle).

Chorée. — Guérison par le cacodylate de soude.

Jeanne N..., âgée de quatorze ans et demi, entre à l'hôpital dans le service de M. le Dr Lannois, le 27 décembre 1900.

Antécédents héréditaires. — Père alcoolique ; après chaque excès de boisson devenait un véritable fou furieux ; sa femme a dû le quitter ; la mère est atteinte de rhumatisme chronique. — Deux frères, bien portants ; l'un des frères a eu, il y a un an, du rhumatisme articulaire aigu.

Antécédents personnels. — Rien de particulier à noter ; rougeole et coqueluche dans l'enfance (à quatre ans). — La malade a eu, deux mois avant le commencement de sa chorée, une douleur vive au pied droit, avec œdème probablement d'origine rhumatismale ; le médecin fit le diagnostic d'œdème par fatigue. La marche et les mouvements du pied étaient impossibles, pas de spécificité héréditaire ni acquise.

La malade a été toujours un peu nerveuse, se mettant facilement en colère pour des motifs assez futiles ; ne voulant jamais céder. Elle n'avait jamais eu de crises ; la mère dit que depuis deux ans, la malade aurait beaucoup grandi, de la tête au moins.

L'affection actuelle a débuté il y a deux mois ; la mère la fait remonter à 7 mois : la malade fut très effrayée à la vue de son père qui la menaçait avec une hache. Elle a eu une vive frayeur qui persiste encore à l'heure actuelle. Les mouvements choréiques ont débuté par le bras droit, puis la jambe du même côté, puis la face ; les mouvements choréiques aux membres sont d'intensité moyenne.

Actuellement. — Hémichorée droite ; les mouvements prédominent au membre supérieur, surtout dans les muscles du trapèze et du deltoïde (l'épaule). A la face, petits mouvements (secousses) des muscles, des lèvres et du menton, peu de mouvements des membres inférieurs. — Au dynamomètre, 20 à droite, 25 à gauche ; la force est conservée dans les membres inférieurs ; les réflexes rotuliens sont normaux ; le réflexe conjonctival est aboli ; le cornéen et le pharyngien sont diminués ; pas de trépidation épileptoïde. Il y a des zones hystérogènes de deux côtés. Pas de troubles psychiques.

Au cœur, le premier bruit est un peu prolongé, rien aux poumons, léger disque d'albumine, poids 56 kilogrammes.

Traitement. — La malade a été mise, depuis le 28 décembre, aux injections sous-cutanée de cacodylate de soude à la dose de 4 centigrammes, continuées tous les jours (repos un jour par semaine).

1er janvier. — Aujourd'hui on note une amélioration. Diminution des mouvements de la main, de la face et du membre inférieur ; ceux de l'épaule persistent encore. On augmente la dose à injecter à 8 centigrammes par jour.

15 janvier. — L'amélioration est très sensible, les mouvements de l'épaule ont considérablement diminué, l'état général est très bon. La malade a un bon appétit, se sent plus forte, a pris une bonne mine ; pas d'albumine dans les urines.

21 janvier. — Les mouvements, même ceux de l'épaule, ont à peu près complètement disparu.

28 janvier. — Les mouvements ont complètement disparu ; il

n'existe encore que quelques petites secousses très rares, dans les doigts. On peut considérer la malade comme guérie. On cesse le traitement. On laisse dans le service la malade pendant quelques jours sans lui faire de piqûres.

1er février. — La malade pèse 58 kilogrammes, pas d'albumine. Pendant tout le traitement nous n'avons observé aucun trouble gastro-intestinal ou autre ; au contraire, la malade a engraissé : son poids a augmenté de 2 kilogrammes en un mois.

3 février. — La malade, complètement guérie, quitte le service.

OBSERVATION XVII (personnelle).

Chorée récidivante. — Troubles psychiques. — Guérison par le cacodylate de soude.

Lucie G..., âgée de dix ans et demi, entrée à l'hôpital dans le service du Dr Lannois, le 29 décembre 1899.

Dans ses antécédents héréditaires, rien de bien particulier à noter, sauf l'alcoolisme paternel, et une tante (du côté maternel) hystérique. Personne dans la famille, au dire de l'enfant, n'a eu de maladies nerveuses ou mentales, ni de rhumatisme.

La malade n'a pas eu de convulsions dans l'enfance, mais incontinence nocturne, encore maintenant ; rougeole à quatre ans, diphtérie (angine) à cinq ans ; pas de paralysie consécutive. Oreillons à cinq ans ; pas de rhumatisme. La malade est très nerveuse, très vive.

Depuis six mois, la petite malade a des mouvements continuels et involontaires ; au mois de mai 1899, l'enfant aurait eu une maladie qui dura quinze jours (qualifiée grippe), et un mois après sont survenus les mouvements. Étant en pension, la petite malade ne pouvait plus suivre attentivemant la classe, ni coudre. Elle marchait en lançant les jambes et, parfois, tombant sur les genoux ; les membres supérieurs étaient agités de continuels mouvements ; la parole était difficile. Au mois de septembre, elle entre à la Charité, où elle était traitée par l'antipyrine et les bains sulfureux. Elle y est restée un mois ; à sa sortie, elle n'était pas complètement guérie, améliorée elle est restée ainsi huit jours, après quoi les mouvements ayant recommencé, elle entre dans le service de M. Lannois ; la malade ne peut plus parler ; elle est méchante, irritable : à la moindre observation, la malade se jette à terre, pleure, tape des pieds.

A l'examen, dans la station assise, la tête a des oscillations latérales ; les membres supérieurs présentent des mouvements d'adduction et d'abduction ; les doigts, de flexion, d'extension et de latéralité. Quelques soulèvements des cuisses et quelques mouvements de flexion de la jambe. Debout, la malade ne peut rester immobile ; l'agitation est continuelle ; elle remue sans cesse, la tête oscille, les pieds se déplacent ; dans la marche, le tronc se projette en avant, en arrière, latéralement. La tête se fléchit ou s'étend, se tourne de côté. Les bras sont projetés en avant, en arrière, les membres inférieurs se fléchissent et s'étendent brusquement ; la jambe est parfois lancée de côté. Zone d'hyperesthésie difficile à chercher : la petite malade pleure ou rit sans raison, et on ne peut savoir si elle souffre. Les réflexes rotuliens semblent normaux, mais la recherche est difficile ; le réflexe plantaire est très exagéré.

La malade présente quelques troubles psychiques ; il est impossible à l'enfant de prêter son attention à un travail quelconque ; elle a repris des habitudes de petit enfant ; elle prend parfois des envies de téter. L'enfant à des frayeurs la nuit ; elle dit à sa mère qu'il lui semble qu'on veut la tuer, etc., s'emporte plus facilement qu'auparavant ; par moment elle ne peut prononcer les mots, pas d'albumine dans les urines. Rien au cœur ni aux poumons. Traitement, liqueur de Fowler, douches.

8 février. — La malade sort du service guérie.

Récidive. — La malade rentre à nouveau dans le service de M. Lannois, le 26 janvier 1901.

L'enfant a fait cet été un séjour à la Charité pour angine ; ensuite eut une fièvre éruptive qui paraît avoir été la varicelle, en raison des petites cicatrices qu'elle porte sur la face.

Les mouvements ont reparu il y a trois semaines, sous l'influence d'une discussion en classe avec la maîtresse d'école. Progressivement les mouvements ont repris de l'intensité.

Aujourd'hui, mouvements choréiques typiques, d'intensité moyenne, généralisés à toutes les parties du corps : la face grimace, les lèvres font la moue ; la langue claque par intervalles contre le palais. La tête dans son ensemble est animée de mouvements de flexion, d'extension et de latéralité. Il y a des mouvements du tronc sur le bassin ; mouvements des membres depuis leur racine jusqu'à leur extrémité. Le caractère paraît s'être modifié, l'enfant est devenue irascible et légèrement têtue, elle se refuse à tout examen.

Traitement. — On institue le traitement le 26 janvier, par le cacodylate de soude en injections hypodermiques, 4 centigrammes tous les jours (repos un jour par semaine) : poids 30 kilogrammes.

5 février. — Amélioration appréciable : les mouvements persistent toujours, mais ils ont beaucoup diminué de leur amplitude et de leur fréquence ; la médication est bien supportée : aucun trouble, pas d'albumine ; on continue toujours le même traitement, 4 centigrammes de cacodylate par jour.

15 février. — Tous les mouvements ont diminué considérablement, quelques-uns ont disparu ; la tête n'est plus animée de mouvements, les épaules ne se soulèvent plus, les mouvements des membres dans leur ensemble ne se font plus, il reste encore quelques légères grimaces de la face et de petits mouvements des mains. Etat psychique meilleur : la malade n'est pas triste et répond aux questions qu'on lui pose.

23 février. — L'amélioration est assez nette, la malade ne bouge presque pas, tous les mouvements ont disparu, plus de grimaces, il ne reste plus que de très petits mouvements fibrillaires de temps en temps sur les doigts ; état général très bon, la malade pèse aujourd'hui 31 kilogrammes ; en moins d'un mois a augmenté du poids de 1 kilogramme ; on cesse le traitement.

27 février. — On laisse la malade en observation dans le service pendant quelque temps.

4 mars. — La malade sort du service complètement guérie.

OBSERVATION XVIII (personnelle).

Chorée. — Guérison par le cacodylate de soude.

Jacques V. . âgé de douze ans, entré à l'hôpital (Charité) dans le service de M. le Dr Audry, salle Sainte-Aline, n° 12, le 2 janvier 1901.

Antécédents héréditaires. — Père et mère bien portants; la mère serait très nerveuse. Du côté de ses parents son père l'était également; le malade a eu une sœur plus âgée, morte à treize ans et demi, d'après le dire des parents, d'une méningite au cours d'une chorée.

Antécédents personnels. — L'enfant a été élevé au biberon; pas de convulsions; étant très jeune a eu la coqueluche; atteint de rougeole en 1894; le malade a été toujours très turbulent, avait fréquemment des cauchemars qui le réveillaient en sursaut et le laissaient très agité, l'enfant n'aurait jamais présenté de mouvements involontaires, à part quelques tics du visage; il était très vif et très bataillant. Vers le 24 décembre, la mère s'est aperçue que l'enfant tenait son bras gauche immobile, il le remuait difficilement et avait perdu toute force de ce côté-là; il aurait toujours eu la jambe gauche un peu faible et un peu raide, mais cela aurait augmenté depuis le 24. En même temps sont apparus quelques mouvements involontaires peu amples, les tics du visage se sont exagérés. L'enfant roule sa langue dans sa bouche, cet état est resté stationnaire jusqu'à ce jour.

A l'entrée, les mouvements involontaires sont généralisés, mais ils prédominent du côté gauche; les différents muscles de la face sont atteints; surtout ceux qui avoisinent l'orifice buccal; la langue est projetée fréquemment entre les arcades dentaires et est animée de mouvements. Les muscles du cou attirent la tête en flexion et en extension, mais le plus souvent en inclinaison latérale. Le tronc est également atteint : mouvements

de flexion et d'extension des divers segments des membres supérieurs, mouvements d'élévation des épaules. Les convulsions
sont moins accusés au membre inférieur; le pied du côté gauche
est soulevé beaucoup plus haut que celui du côté droit pendant
la marche; la marche est peu troublée; les mouvements de préhension se font bien, la parole est un peu saccadée, avec un
temps de repos entre les phrases. Le réflexe rotulien est normal
à droite, exagéré à gauche; pas de troubles de la sensibilité
subjective ou objective; pas de troubles sensoriel ni psychiques; au cœur: tachycardie légère, pouls régulier, pas de souffle;
rien au poumon, pas d'albumine.

Traitement (le 4 janvier) — On a commencé par donner
3 grammes d'antipyrine, puis on a laissé l'enfant pendant
quelques jours sans aucun traitement, état stationnaire.

12 janvier. — On institue le traitement par le cacodylate de soude
en injections sous-cutanées, 2 centigrammes de cacodylate;
le 13 on injecte la même dose. le médicament est bien supporté; le 14 nous augmentons la dose, 4 centigrammes du cacodylate, on continue à injecter la dose de 4 centigrammes tous
les jours (sauf dimanche) jusqu'an 20 janvier,

16 janvier. — Après la cinquième injection, on constate une
amélioration, légère diminution des mouvemeuts, on examine
les urines : pas d'albumine.

28 janvier. — Amélioration appréciable, les mouvements sont
diminués d'amplitude et de fréquence; on augmente la dose à
6 centigrammes du cacodylate; on continue à injecter 6 centigrammes tous les jours (repos un jour par semaine) jusqu'à la
guérison, le 1er février.

25 janvier. — L'amélioration est très sensible, les grands et rapides mouvements de l'épaule et des membres supérieurs ont
presque complètement disparu; pas d'albumine dans l'urine.

28 janvier. — Le malade est complètement amélioré, il ne bouge
presque pas, il ne reste que quelques petits mouvements fibrillaires des doigts de temps en temps.

31 janvier. — Le malade ne bouge plus; il peut être considéré
comme guéri; on cesse le traitement, pas d'albumine dansl'urine.

On laisse le malade pendant quelques jours sans piqûre.

6 février. — Le malade, complètement guéri, sort du service.

OBSERVATION XIX (personnelle).

Chorée. — Guérison par le cacodylate de soude.

Anaïs R .., âgée de huit ans, entre, le 22 janvier 1901, à l'hôpital (Charité), dans le service de M. Weill, salle Saint-Ferdinand, n° 22.

Antécédents héréditaires. — Père bien portant, très alcoolique et très nerveux ; il a eu du *delirium tremens*. La mère est atteinte de métrite (peut-être néoplasme) ; elle est très nerveuse, sans avoir cependant pris de crises (mais sa grand'mère en prenait souvent).

Antécédents personnels. — L'enfant n'a pas eu de convulsions, pas de rhumatisme (son père a du rhumatisme subaigu). A quatre ans, une légère coqueluche ; l'enfant n'a pas d'incontinence d'urine ; a toujours été nerveuse, s'emporte facilement ; trépigne quand on la contrarie. Jamais de crise.

La maladie remonte à un mois et demi. La mère raconte que l'enfant allait assez souvent chez un voisin qui pratiquait des attouchements sur l'enfant et c'est à partir de ce moment que la mère s'aperçut qu'elle avait des mouvements irréguliers et que son caractère était plus sombre. Les mouvements se sont accentués progressivement et depuis quinze jours ils sont stationnaires.

A l'examen de la malade, on voit qu'elle est animée dans tout le corps, mais beaucoup du côté gauche, de mouvements irréguliers d'assez grande amplitude. A la face, la commissure labiale gauche se tire, la joue se fronce, le front se plisse, les yeux et la langue ont aussi quelques mouvements. Aux membres, les bras se soulèvent et se déplacent ; les poignets et les doigts ont aussi des mouvements propres Mêmes mouvements aux membres inférieurs. On note aussi des mouvements du bassin, de la paroi abdominale, du thorax.

La force est diminuée dans le bras et la jambe gauche. L'enfant se plaint de douleurs spontanées dans tout le côté gauche, partiellement à la cuisse et à l'épaule. Elle semble réagir plus énergiquement à la piqûre du côté gauche ; le réflexe rotulien est exagéré à gauche, normal à droite ; les réflexes pharyngien et conjonctival sont normaux ; l'œil gauche est plus petit que l'œil droit.

Rien au cœur, rien aux poumons, pas d'albumine.

27 janvier. — Poids, 20 kg. 300.

Traitement (le 5 février). — On institue le traitement par le cacodylate. La malade étant très nerveuse et pusillanime, refuse les injections sous-cutanées ; on est obligé de lui faire des injections rectales : on commence par 3 centigrammes ; on continue ce traitement (3 centigrammes en injection rectale) tous les jours (sauf le dimanche) jusqu'au 7 février.

8 février. — On a observé de la fièvre, le thermomètre montre 38°5 ; on suspend le médicament pendant deux jours. La fièvre est tombée, la malade se porte bien. On reprend le traitement.

10 février. — Poids, 20 kg. 200.

15 février. — Amélioration. L'enfant bouge moins. Le médicament est bien supporté.

18 février. — L'état de la malade s'améliore ; les mouvements diminuent. L'enfant fait moins de grimaces. On prescrit 6 centigrammes du cacodylate.

22 février. — L'amélioration est sensible ; l'enfant bouge encore, mais très peu.

27 février. — Presque tous les mouvements ont disparu ; il ne reste encore que de petits mouvements fibrillaires dans les doigts et un peu de la commissure labiale. On lui donne 6 centigrammes du cacodylate en injections rectales.

1er mars. — On peut considérer la malade comme guérie ; il n'existe que quelques petites secousses fibrillaires de temps en temps dans les doigts. Poids, 21 kilogrammes.

5 mars. — On cesse le traitement. La malade est en observation dans le service.

8 mars. — La guérison se maintient. Poids, 21 kg. 500.

OBSERVATION XX (personnelle).

Chorée, ayant débuté par une frayeur. — Troubles psychiques (confusion mentale). — Amélioration. — Traitement incomplet.

D... François, âgé de seize ans et demi, entre à l'hôpital dans le service de M. Lannois, le 24 janvier 1901.

Dans ses antécédents héréditaires on ne note pas de nerveux, ni de rhumatisants. Père un peu alcoolique ; mère bien portante, un peu nerveuse. Le malade lui-même n'a pas un passé pathologique bien important ; il a marché un peu tard, à deux ans (rachitisme probable) ; étant enfant, le malade a eu l'énurèse nocturne ; encore actuellement, de temps en temps ; fluxion de poitrine à sept ans. Pas d'état nerveux antérieur. Le malade avait beaucoup grandi depuis un an, de la tête au moins ; pas de rhumatisme. L'affection actuelle remonte à quinze jours : le malade traversait la voie du chemin de fer d'Oullins, quand il vit arriver sur lui un convoi filant à toute allure ; il eut juste le temps de se mettre hors des rails et en fut très effrayé ; dès le le lendemain et les jours suivants, il eut des crampes très fréquentes de la jambe et, quatre jours après, il commença a présenter des mouvements choréiques ; ceux-ci débutaient par les membres inférieurs, puis s'étendaient à la face et aux membres supérieurs.

Dix jours après le début, le malade présenta des troubles psychiques spéciaux ; ce n'était pas du délire à proprement parler, mais une véritable confusion mentale : le malade ne pouvait pas fixer son attention ; il répondait toujours à tout autre chose qu'aux questions posées. Le malade semble penser à autre chose ;

pas d'allucination ; pas d'insomnie ; les forces sont bien conservées. Pas d'albumine. Le malade est grand, mince. Les mouvements choréiques sont généralisés, sans prédominance hémiplégique ou monoplégique. A la face, mouvements des muscles
des yeux, des muscles des lèvres, du menton, du frontal et du
sourcilier ; la langue n'est pas très agitée ; la parole est relativement facile, mais un peu embarrassée. Mouvements de la tête
dans son ensemble. Mouvements de flexion et d'extension des
membres inférieurs (au niveau du genou et du cou-du-pied) ;
mouvements assez considérables aux membres supérieurs qui
empêchent le malade d'écrire ; ils gênent aussi l'alimentation.

Traitement (le 26 janvier). — On institue le traitement par les
injections sous-cutanées du cacodylate de soude: 5 centigrammes.
On continue ce traitement tous les jours jusqu'au 1er février, où
on augmente la dose.

2 janvier. — Le malade a des mouvements plus intenses que
lors de son entrée dans le service ; aujourd'hui pendant la clinique il était dans un état d'agitation considérable : il s'est jeté
par terre. Le malade ne répond plus aux questions qu'on lui
pose ; il est dans un état de confusion mentale. Cet état psychique est dû probablement à l'émotion du malade, causée par sa
présentation à la leçon clinique de M. Lannois. Le lendemain
cet état psychique n'existait plus. On injecte 10 centigrammes
de cacodylate. On continue ce traitement tous les jours.

14 février. — On note une amélioration. Les mouvements
ont diminué ; état psychique meilleur. Le malade n'est pas déprimé comme auparavant : répond aux questions qu'on lui
pose.

21 février. — Amélioration. Le malade mange seul. Les grands
mouvements des membres ont considérablement diminué. Depuis
le 14, le malade est très amélioré pendant la semaine, mais le
dimanche ses parents viennent le voir et l'émotionnent, le lenlendemain il reprend les mouvements qui avaient disparu
pendant la semaine. On diminue la dose à 5 centigrammes.

28 février. — Le malade est très calme, tous les grands mou

vements des membres ont disparu. La tête n'est plus agitée ; les mouvements dans les membres inférieurs n'existent plus ; il ne reste que quelques mouvements de torsion des poignets, de flexion et d'extension des doigts.

4 mars. — L'amélioration est très sensible. Le malade quitte le service, emmené par ses parents, pas complètement guéri.

OBSERVATION XXI (personnelle).

Chorée récidivante. — Guérison par le cacodylate de soude.

Marie B..., âgée de neuf ans, entrée à l'hôpital (Charité), le 29 octobre 1900, dans le service de M. le Dr Rabot, salle Sainte-Jeanne, n° 26 *bis*.

Antécédents héréditaires. — Parents bien portants, pas de nerveux dans la famille ; un frère bien portant, une sœur soignée à Sainte-Jeanne pour une broncho-pneumonie.

Antécédents personnels. — La malade n'a eu aucune maladie nerveuse pendant l'enfance. Aucun passé pathologique important, sauf à deux mois, la malade a eu une bronchite. Toux fréquente, depuis l'âge de sept ans bonne santé habituelle.

Il y a environ six mois, sans cause connue, l'enfant commença à faire des mouvements inconscients, des grimaces avec sa bouche. Elle ne pouvait plus tenir sa plume pour écrire, ni tenir son aiguille pour coudre. Elle ne pouvait pas non plus courir : ses jambes s'embarrassaient l'une dans l'autre, la faisant tomber. Enfin son caractère changeait ; elle devint très nerveuse, on fut obligé de la renvoyer de l'école. A son entrée, l'enfant est un peu pâle ; intelligente. Elle ne présente pas les grands mouvements choréiques proprement dits ; seulement ses membres supérieurs et inférieurs ne peuvent rester immobiles ; l'enfant les déplace continuellement ; la préhension des aliments n'est pas gênée. La langue est également en continuel mouvement ; la parole est normale ; pendant la marche, l'enfant porte la pointe des deux pieds en dedans et tape les chevilles l'une contre l'autre. Les réflexes rotuliens présentent une phase d'inexcitabilité suivie d'une phase d'exagération notable. La force musculaire est légèrement diminuée des deux côtés. La malade se fatiguerait rapidement.

Il existe un peu d'hyperesthésie du côté droit du thorax et de l'abdomen ; pas de trouble de la sensibilité sur les membres ; pas de troubles sensoriels. Rien au cœur ni aux poumons. L'enfant est restée dans le service pendant un mois, puis partie améliorée, mais non complètement guérie, le 21 novembre 1900.

L'enfant entre à nouveau dans le service, le 2 février 1901 pour une angine ; les mouvements choréiques avaient reparu un mois après la sortie de l'enfant de l'hôpital. A sa seconde entrée dans le service, l'enfant présente des mouvements choréiques d'intensité moyenne, plutôt faibles ; ils ont le même caractère qu'au début, seulement cette fois un peu diminués ; la face grimace continuellement, les extrémités des membres, les mains et les pieds font des mouvements continuels de flexion, d'extension et de latéralité. Les épaules se soulèvent de temps à autre ; en marchant, la malade embarrasse ses jambes ; les réflexes rotuliens sont un peu exagérés des deux côtés.

Traitement. — Le 4 février nous l'avons mise au traitement cacodylique : 2 centigrammes de cacodylate en injection sous-cutanée : les 5, 6, la même dose (0,02). Le médicament est bien supporté : aucun trouble ; le 7 février augmentation de la dose, injection de 4 centigrammes de cacodylate.

On continue les injections de 4 centigrammes tous les jours (sauf dimanche) jusqu'à la guérison.

14 février. — On remarque une amélioration notable : la malade ne fait plus des grimaces, il reste encore de petits mouvements des extrémités des membres, et de petites secousses dans les commissures labiales ; la malade peut marcher sans embarrasser ses jambes ; les épaules ne se soulèvent plus. Poids, 26 kilogrammes.

25 février. — L'amélioration est très sensible, la malade ne bouge presque pas, ne fait plus de grimace, pas de mouvement

dans les mains, ni dans les pieds ; il existe encore quelques
petits mouvements fibrillaires de temps en temps aux doigts.
On peut considérer la malade comme guérie, on cesse le traitement. On laisse la malade en observation dans le service. Le
1er mars, poids 27 kilogrammes, pas d'albumine ; la guérison se
maintient.

3 mars. — La malade sort du service complètement guérie.

OBSERVATION XXII (personnelle).

Chorée, traitée par le cacodylate de quinine.
Amélioration (traitement complet).

Louise T..., âgée de quinze ans, entre dans le service de
M. Lannois le 27 février 1901.

Père et mère bien portants, deux sœurs en bonne santé. Dans
les antécédents de la famille pas de nerveux, ni de rhumatisants.

La malade nie tout état nerveux antérieur ; croup à un an,
jamais de rhumatisme. Son caractère a commencé à se modifier
il y a un an, sans cause connue : la malade s'énervait facilement,
se mettait en colère pour des raisons futiles. Il y a un mois et
demi, la malade s'étant énervée plus que de coutume sentit son
bras gauche fatigué, sa main, sans force et maladroite, si bien
que le soir, à souper, elle laissa échapper tout ce qu'elle tenait à
la main. La nuit la malade ne dormit pas, elle avait la main
engourdie avec des fourmillements ; le lendemain apparurent les
mouvements, d'abord au membre supérieur gauche, aussi bien à
l'épaule qu'au coude, mais surtout à la main. Les muscles de la
langue furent pris quelque temps après (gêne de la parole, difficulté pour la malade d'avaler la salive, claquement de la langue
contre le palais) ; le membre inférieur gauche, le côté droit tout
entier et la face restent indemnes. Au dynamomètre (le membre
supérieur) 15 à droite, 5 à gauche ; la force est conservée aux

membres inférieurs ; pas d'asymétrie faciale ; légère hypoesthésie au membre inférieur gauche. Les réflexes tendineux sont légèrement exagérés ; pas de stigmates hystériques ; léger goitre. Rien au cœur, ni aux poumons.

A l'entrée, la malade est petite pour son âge, mais paraît forte et bien portante ; les mouvements choréiques du bras gauche sont d'intensité moyenne ; ces mouvements augmentent par l'attention, par l'examen ; ils existent surtout à la main, qui présente dans son ensemble des mouvements de flexion, d'extension ; les muscles des doigts sont agités de mouvements de flexion, d'extension et de latéralité ; ces mouvements rendent la malade incapable de se servir de ses mains, elle ne peut ni coudre, ni manger seule. Les mouvements de la langue existent toujours, quoique fort réduits ; la langue claque contre le palais en feisant entendre un bruit caractéristique. Le membre inférieur gauche bouge aussi, mais très peu ; le côté droit du corps est presque indemne ; il existe cependant quelques petites secousses musculaires à l'insu de la malade. L'état psychique paraît normal aujourd'hui : le jour d'admission, il y a trois jours, la malade avait l'air timide, détournait la tête quand on l'interrogeait, faisait mine de se sauver, effarée, lors de l'examen. Aujourd'hui elle est plus calme et répond à toutes les questions qu'on lui pose.

Traitement. — Le 1ᵉʳ mars on soumet la malade aux injections sous-cutanées de cacodylate de quinine, à dose quotidienne de 5 centigrammes ; poids 40 kilogrammes.

5 mars. — Le médicament est bien supporté ; on constate une amélioration sensible dans l'état de la malade.

13 mars. — Amélioration considérable ; les mouvements choréiques ont beaucoup diminué : la malade peut se servir de la main malade, peut manger et se peigner seule ; poids 40 kg. 300, pas d'albumine.

18 mars. — L'amélioration se maintient. La malade est encore en traitement.

Observations dues à l'obligeance
de M. le Dr Garand, de Saint-Etienne.

OBSERVATION XXIII (inédite, résumée).

*Chorée de Sydenham. — Hémiparésie légère du côté gauche.
— Traitement par les injections rectales de cacodylate
de soude. — Guérison.*

V..., Jeanne-Marie, douze ans, entre le 7 avril 1900, salle
Sainte-Mathilde, et occupe le lit n° 12.

Père et mère vivants. Sans autres renseignements.

Pas d'affection antérieure grave; a eu la grippe il y a un
mois; pas de rhumatismes.

Début de l'affection actuelle il y a trois semaines; la malade a
été prise assez brusquement de mouvements et d'agitation
presque continuels, surtout pendant la station debout. Au
repos, au lit, les mouvements involontaires sont presque nuls.

Pendant la marche, l'enfant traîne un peu la jambe gauche;
diminution de la force musculaire du membre supérieur gauche.
Pas de troubles de la sensibilité. Premier bruit du cœur un peu
prolongé. Rien aux poumons.

Pas d'albumine dans les urines. Poids : 35 kilogrammes.

18 avril. — Les mouvements désordonnés s'accentuent.

27 avril. — On commence le traitement par les lavements de
cacodylate de soude avec la solution 0,50/200 (5 centimètres
cubes pour chaque injection rectale [1]).

Du 27 au 30 avril. — Une injection rectale.

Du 1er au 4 mai. — Deux injections rectales.

Du 5 au 8 mai. — Trois injections rectales.

Suppression du traitement du 8 au 21 mai.

[1] Les injections rectales sont données à l'aide de la seringue
de Condamin.

Du 21 au 24 mai. — Une injection rectale.

Du 25 au 28 mai. — Deux injections rectales.

Du 29 au 31 mai. — Trois injections rectales.

Dès le 9 mai, on note une amélioration qui s'affirme de jour en jour.

16 juin. — La malade sort parfaitement guérie. Le caractère est toujours un peu irritable. Pas d'albumine dans les urines. Poids : 35 kilogrammes. Mêmes signes au cœur.

OBSERVATION XXIV (inédite, résumée).

Chorée de Sydenham. — Affaiblissement de l'intelligence. — Paraplégie incomplète des membres inférieurs. — Longue durée. — Traitement par les injections rectales et injections sous-cutanées de cacodylate de soude. — Guérison.

L..., Louise, huit ans, entre à l'Hôtel-Dieu de Saint-Etienne, le 4 août 1900, salle Sainte-Mathilde, lit n° 21.

Rien dans les antécédents héréditaires. La mère raconte que le caractère de l'enfant s'est transformé à la suite d'une vive émotion (le père de l'enfant avait été assailli devant elle); tristesse, larmes, insomnie, cauchemars se rapportant à cette rixe; peu à peu surviennent des mouvements involontaires localisés dans le membre supérieur droit, à la jambe droite et à la face.

Les mouvements désordonnés s'exagèrent quand la petite malade écrit et pendant la marche. Ils existent aussi du côté gauche, mais bien plus faiblement.

Rien au cœur ni aux poumons.

Pas d'albumine dans les urines. Poids : 20 kg. 500.

11 août. — On commence les injections rectales de cacodylate de soude avec la solution 0,50/200.

17 août. — Angine érythémateuse avec élévation de la température. Le traitement est suspendu à partir du 22 août

jusqu'au 29 août ; on reprend les injections (même méthode que pour la précédente observation).

12 septembre. — Un peu de céphalée, langue saburrale, température 38 degrés (le traitement est interrompu depuis le 9).

25 septembre. — Après une nouvelle série d'injections, on ne constate aucune amélioration ; l'état mental est moins bon qu'à l'entrée ; la mère demande à emmener l'enfant, on accède à sa demande en lui recommandant de faire reconduire la petite malade à l'Hôtel-Dieu dans un mois ou deux. A la sortie, l'enfant peut se tenir sur ses jambes, mais la marche manque d'assurance.

La malade est ramenée le 19 novembre, elle ne peut se tenir debout ; elle est portée sur les bras de sa mère. Parésie des membres inférieurs, surtout à droite ; la tête ne peut être maintenue rigide dans la station assise ; elle tombe sur la poitrine.

Hébétude ; la malade parle très peu.

Instruit par l'expérience, nous remplaçons les lavements par les injections sous-cutanées.

A partir du 21 novembre, injection quotidienne de 3 centigrammes de cacodylate de soude sous la peau (5 injections). Au bout de cette série, la malade se tient mieux.

Du 1er au 5 décembre. — Seconde série de cinq injections.

Du 20 au 24 décembre. — Troisième série de cinq injections.

Du 30 décembre au 3 janvier. — Quatrième série de cinq injections.

Du 9 au 13 janvier. — Cinquième série de cinq injections.

Du 19 au 23 janvier. — Sixième série de cinq injections.

Du 29 janvier au 5 février. — Huit injections de 5 centigrammes.

25 décembre. — On constate que la malade marche facilement ; l'intelligence revient progressivement.

8 février. — La guérison est complète ; la petite malade a recouvré son intelligence ; elle peut tracer des lettres. Pas de troubles de la motilité.

Le poids, qui était de 21 kilogrammes le 28 septembre, est actuellement de 24 kilogrammes. Pas d'albumine dans les urines.

L'action du cacodylate de soude en injections sous-cutanées a été extrêmement nette dans ce cas ; le médicament a été très bien supporté, et nous n'avons constaté ni phénomènes d'intoxication, ni même le moindre inconvénient.

OBSERVATION XXV (inédite, résumée).

Chorée de Sydenham. — Insuffisance mitrale.
Injections rectales de cacodylate de soude. — Guérison.

P. Marguerite, neuf ans. Entrée le 11 août 1900, salle Sainte-Malthilde, lit n° 9.

Il y a trois ans, à la suite d'une vive frayeur, quelques mouvements convulsifs de courte durée.

Depuis un mois, changement de caractère, inattention, mouvements incoordonnés, involontaires dans les divers membres.

A l'entrée, chorée généralisée peu intense, les mouvements sont surtout accentués à la face.

Souffle systolique à la pointe, se prolongeant du côté de l'aisselle.

Urine : 0,547 d'albumine par litre.

Poids : 26 kilogrammes.

Le traitement est commencé le 29 août.

On donne des lavements de cinq centimètres cubes d'une solution de 0,50/200.

1 lavement les quatre premiers jours.

2 lavements les quatre suivants.

3 lavements les quatre derniers.

Au total, 24 lavements.

2ᵉ série, du 18 au 29 septembre (24 lavements).

3ᵉ série, du 7 au 18 octobre (24 lavements).

Dans les premiers jours d'octobre, l'amélioration commence à se dessiner, l'écriture est plus nette. A la fin de décembre, la guérison est complète.

Analyse des urines :
19 janvier, albumine : traces indosables.
Poids : 30 kilogrammes.

OBSERVATION XXVI (inédite, résumée).

Guérison. — Chorée de Sydenham. — Embarras gastrique fébrile.

G. Marie, six ans et demi. Entrée, 27 août 1900.

Début par des troubles du caractère, tristesse, inattention, irascibilité ; depuis cinq semaines, gestes désordonnés, involontaires, nuits agitées.

A l'entrée, mouvements choréiques plus accentués du côté droit, affaiblissement de la force musculaire du même côté.

Urine : traces indosables d'albumine.

On commence les injections rectales le 30 août, avec 5 centimètres cubes de la solution à 0,50/200.

1re série, du 30 août au 10 septembre, 24 injections.

2e série, du 18 au 29 septembre, 24 injections.

3e série, du 7 au 18 octobre, 24 injections.

La malade était améliorée, non guérie, lorsque le 9 novembre, à la visite, on la trouve assoupie, se plaignant de lourdeur de tête et d'une douleur à l'épaule droite (pas de gonflement, pas de douleurs dans les mouvements), langue saburrale, temp., 39,9.

On assiste à l'évolution d'un embarras gastrique terminé le 19 novembre.

Les injections de cacodylate n'ont pas été reprises.

Le 11 décembre 1900, sort guérie.

OBSERVATION XXVII (inédite, résumée).

Chorée de Sydenham (légère). — Guérison.

C. Sylvie, dix-sept ans, entrée le 26 décembre 1900.

Début, il y a trois mois, par de l'irritabilité du caractère et de la maladresse dans les mouvements ; depuis deux mois, soubresauts involontaires ; les mouvements commandés sont brusques, mal coordonnés, surtout aux membres supérieurs. Dans la marche, sautillement sur les jambes, accentuation des mouvements du bras et du buste.

Pas d'affaiblissement de la motilité, pas de diminution de la sensibilité.

On commence, le 27 décembre, le traitement par des injections hypodermiques de 5 centigrammes de cacodylate de soude.

Du 27 décembre au 5 janvier, 10 injections.

Du 16 janvier au 25 janvier, 10 injections.

La malade sort guérie le 28 janvier.

OBSERVATION XXVIII

Chorée de Sydenham (légère).
Amélioration rapide (traitement incomplet).

M. Pauline, neuf ans et demi, entrée le 28 décembre 1900.

Début il y a trois mois ; on s'aperçut à l'école qu'elle écrivait mal, et on la renvoya au bout de quelques jours, car elle ne pouvait plus écrire. Elle a eu des vomissements alimentaires sans efforts après les repas, de l'essoufflement.

Les membres inférieurs se sont affaiblis.

A l'entrée, mouvements choréiques surtout marqués au membre supérieur gauche.

Démarche un peu sautillante ; accentuation des mouvements incoordonnés du membre supérieur.

Pas de troubles de la sensibilité.

Rien au cœur.

Diminution de la mémoire, pas de changement du caractère. Peu d'albumine.

Le traitement est commencé le 2 janvier : on fait une injection sous-cutanée quotidienne de 3 centigrammes de cacodylate de soude, pendant cinq jours, du 1er au 5 ; une seconde série du 12 au 16.

La malade est emmenée par ses parents le 20 janvier. L'amélioration a été très rapide. La guérison n'était pas complète.

OBSERVATION XXIX (personnelle).

Chorée intense. — Paraplégie légère (parésie) des membres inférieurs. — Troubles psychiques. — Traitement par le cacodylate de soude. — Amélioration (traitement incomplet).

Marie T..., quatorze ans, entre le 27 février 1901, dans le service de M. le Dr Weil (Charité), salle Saint-Ferdinand, lit n° 5.

Père et mère bien portants ; le père est nerveux, la mère ne l'est pas ; a eu treize enfants avec des couches normales ; quatre enfants morts en bas âge, de convulsions ; un de purpura ; les huit vivants sont bien portants, sauf la malade qui est atteinte d'une chorée grave. Pas de rhumatisme dans la famille. La malade n'a pas un passé pathologique ; pas de convulsions dans l'enfance, pas d'énurésie, pas de maladie infectieuse antérieure. Il y a quatre mois, le 12 novembre 1900, la malade a pris une attaque de rhumatisme articulaire aigu polyarticulaire ; l'attaque a duré environ deux mois et demi. Il y a un mois, à la suite probablement de son rhumatisme, la malade a commencé à avoir des mouvements choréiques. ; dans l'espace de huit jours, ils ont acquis toute l'intensité qu'ils ont actuellement, mais ils n'ont empêché la marche d'une façon absolue que depuis quinze jours. Au début des mouvements, la malade a expulsé un certain nombre des lombrics. Le caractère s'était modifié depuis. A l'entrée, la malade présente des mouvements choréiques d'une grande intensité : la tête est agitée de mouvements continuels (à droite, à gauche, etc.), mouvements de la langue, des lèvres, des mâchoires (avec grincement des dents), des yeux. Les mouvements des membres sont intenses, ont une grande amplitude et se produisent sur tous les segments d'une brusquerie extrême. Il y a des mouvements du tronc ; en un mot, le corps tout entier est agité de grands mouvements. La marche est impossible, parésie des membres inférieurs. La malade parle difficilement. Les mouvements diminuent et la malade est plus calme pendant le sommeil. Un peu de troubles psychiques : le caractère est très irritable, irréfléchi ; la malade pleure et rit facilement, sans motif, l'attention ne peut pas être fixée sur un objet quelconque. Rien au poumon.

Au cœur : battements réguliers ; à la pointe, souffle systolique se propageant sous l'aisselle. Urine : disque d'albumine le jour de l'entrée, mais le lendemain disparaît.

Traitement. — On institue le traitement cacodylique le 26 février, le jour de l'entrée de la malade : injection sous-cutanée de cacodylate de soude (2 centigrammes); on continue les injections tous les jours.

13 mars. — Amélioration sensible ; les mouvements ont beaucoup diminué dans leur amplitude et dans leur fréquence ; surtout l'état psychique est très amélioré ; on augmente la dose quotidienne à 4 centigrammes de cacodylate.

18 mars. — L'amélioration est considérable. La malade peut marcher et manger seule, mais tous les mouvements n'ont pas disparu complètement ; la malade est encore en traitement. Poids, 40 kg. 500.

CONCLUSIONS

I. L'arsenic à haute dose constitue un des meilleurs traitements de la chorée de Sydenham.

II. L'arsenic prescrit sous la forme inorganique, malgré toutes les précautions prises, peut provoquer des accidents plus ou moins graves. Ces accidents sont évités avec l'emploi du cacodylate de soude.

III. Le cacodylate de soude a une efficacité réelle sur la chorée de Sydenham : c'est actuellement un des meilleurs traitements de la chorée.

IV. Le meilleur mode d'administration du médicament est la voie hypodermique ; les injections rectales étant bien supportées, peuvent être employées dans certains cas. En cas de nécessité, l'administration par la bouche est possible.

V. La méthode intensive et non intermittente est plus efficace et sans inconvénient.

INDEX BIBLIOGRAPHIQUE

Archives de médecine des enfants (1899-1900).

Bouteille, Traité de la chorée ou danse de Saint-Guy, 1810.

Benoist, La médecine cacodylique appliquée à la médecine infantile (tuberculose, chorée), (thèse de Paris, 1900).

Brouardel (J.), Etude sur l'arsénicisme (thèse de Paris 1897).

Besredka, Annales de l'Institut Pasteur, 1899.

Chapuis, Influence des corps gras sur l'absorption de l'arsenic (thèse de Lyon, 1879).

Charasse, La médication arsénicale par le cacodylate de soude (thèse de Lyon, 1900).

Comby, Archives de médecine des enfants, 1899. — Médecine moderne, 1896.

Collet, Quelques recherches sur l'acide cacodylique dans la tuberculose, thèse de Paris, 1900.

Cougnot, Contribution à l'étude du traitement de la Chorée par l'arsenic à hautes doses (thèse Paris, 1895).

Crespin, Essai d'interprétation pathogénique de certaines névroses post-infectieuses, thèse de Lyon, 1891.

Charcot et Bouchard, Traité de médecine, t. XV. Art. Chorées.

Dechambre, Diction. Encyclop. des sciences médicales, art. Maladies nerveuses par Brochin.

Del Pozo, Du traitement de la chorée de Sydenham par l'arsenic à hautes doses (thèse Paris, 1898).

Danlos, Annales de dermatologie, 1896-97. — Société médicale des Hôpitaux, 1899-1900.

Dalché, Bulletin de l'Académie de médecine, 1900.

Dragendorf, Manuel de toxicologie. Edition 1886.

Fournier (V) Traitement du psoriasis par le cacodylats de soude (thèse Paris, 1897).

Frémy, Encyclopédie chimique. Art. Cacodyle.

Gautier (A.) Bulletin de l'Académie de médecine, 1899-1900.

Grasset, Semaine médicale, mars 1900.

Garand et Belbèze, Loire médicale, mars 1900.

Gubler (A.) Commentaire thérapeutique du Codex médicamentarius.

Gellé, thèse de Paris, 1860.

Gouel, De la chorée (thèse de Paris, 1867).

Guérin (H.) Du traitement de la chorée spécialement par l'arsenic et les injections hypodermiques de liqueur de Fowler (thèse de Lyon, 1879).

Hubrecht, Traitement de la chorée par l'antipyrine (thèse de Paris, 1895).

Hayem, Leçons de thérapeutique, 2me série des médications, 1890.

V. Joferóy, De la nature et du traitement de la chorée (Progrès médical, 1885).

Imbert et Badel, Académie des Sciences, 1900.

Lannois, Traitement des chorées arythmiques in Traité de thérap. appliquée, d'Alb. Robin, fascic. XV.

— Nosographie des chorées (thèse d'agrégation, 1886).

— Lyon médical, janvier 1901.

Leroux (Ch.), Art. Chorée, in Traité de mal. de l'enfance (Grancher, Marfan et Comby).

Lévy (L.), Du traitement de la chorée de Sydenham par l'arsenic associé aux corps gras (thèse de Lyon, 1899).

Long, thèse de Paris, 1860.

Langlois et Rachid, Société de biologie, 1900.

Manquat, Traité élémentaire de thérapeutique, t. II.

Mamonoff (Mlle), Contribution de l'étude des chorées d'origine infectieuse (thèse de Lyon, 1901).

Marchand (A.), La médication cacodylique chez les enfants, (thèse de Bordeaux, 1901).

Nicollet, Contribution à l'étude des réflexes dans la chorée de Sydenham (thèse de Lyon, 1901).

Pomel, De la médication arsénicale dans le traitement de la chorée (thèse, Paris, 1900).

Marfan, Traitement de la chorée (Progrès médical, 1897).

Peraldi, De la médication cacodylique (thèse de Montpellier, 1900).

Rabuteau, Eléments de toxicologie, 1872.
— Traité de thérapeutique.

Renaut, Bulletin de l'Académie de médecine, 1899, 1900.

Rocaz, Journal de médecine de Bordeaux, octobre 1900.

Raymond, Art. Danse de Saint-Guy, in Diction. encyclop. des sciences méd., t. XXV (Dechambre).

Sée (G.), De la chorée (Mémoire de l'Acad. nationale de médecine, 1850).

Saric, Nature et traitement de la chorée (thèse, Paris, 1885).

Simon (Jules), La chorée. (Nouveau dict. de méd. et de chir. pratique, 1867, Jaccoud). — Nature et traitement de la chorée (Bull. médical, 1891).

Soulier, Traité de thérapeutique, 1891.

Trousseau et Pidoux, Traité de thérapeutique II. Art. Arsenic.

Therapeutische Monatshefte, 1900.

Widal et Mercklen, Bulletin de l'Acad. de médecine, 1899, 1900.

Weill, Précis de médecine infantile, 1900.

Wurtz, Dictionnaire de chimie, t. I.

Lyon. — Imp. Pitrat Aîné, A. Rey Succʳ — 26282